魏子柠

致敬十年新医改

魏子柠 编著

中国协和医科大学出版社

图书在版编目（CIP）数据

魏子柠：致敬十年新医改／魏子柠编著.—北京：中国协和医科大学出版社，2019.9

ISBN 978－7－5679－1353－0

Ⅰ.①魏… Ⅱ.①魏… Ⅲ.①医疗保健制度－体制改革－中国－文集 Ⅳ.①R199.2

中国版本图书馆 CIP 数据核字（2019）第 190143 号

魏子柠：致敬十年新医改

编　　著：	魏子柠
责任编辑：	戴小欢

出版发行：中国协和医科大学出版社
（北京东单三条九号　邮编 100730　电话 65260431）

网　　址：www.pumcp.com

经　　销：新华书店总店北京发行所

印　　刷：北京玺诚印务有限公司

开　　本：710×1000　1/16

印　　张：14.25

字　　数：180 千字

版　　次：2019 年 9 月第 1 版

印　　次：2019 年 9 月第 1 次印刷

定　　价：49.00 元

ISBN 978－7－5679－1353－0

内容简介
SUMMARY

新一轮医改的纲领性文件，即中共中央国务院《关于深化医药卫生体制改革的意见》（中发〔2009〕6号）于2009年3月17日正式印发，4月6日新华社授权向社会发布，从此新医改的大幕正式拉开。

至今，新一轮医改已经走过了整整十年。党的十八大以后，中国特色社会主义进入新时代，在习近平新时代中国特色社会主义思想指引下，进一步明确了我国发展的历史方位和时代坐标。中央明确提出建立分级诊疗制度、现代医院管理制度、全民医保制度、药品供应保障制度、综合监管制度，进一步明确了医改的方向，全国各地进行了大量的探索，并取得了阶段性成果。

此书以时间为主线，回顾新医改十年来的艰辛历程，分享新医改十年来所取得的成就，总结新医改十年来获得的经验启示，探讨新医改下一步的努力方向，展望新医改的美好光明前景，为推动建立中国特色的基本医疗卫生制度和实现健康中国战略目标而共同努力。

值此新医改10周年和中华人民共和国成立70周年之际，借此书向中国新医改致敬！向中国医改人致敬！向中华人民共和国70华诞致敬！

自 序

随着 2009 年中共中央国务院《关于深化医药卫生体制改革的意见》（中发〔2009〕6 号）正式印发，我国新医改大幕正式拉开，至今已经整整十年。

十年来，新医改取得了举世瞩目的成就。首先，中国特色的基本医疗卫生制度基本确立。十年来，我国医改在基本理念、基本原则、基本路径、基本理念、基本方向、基本目标等方面取得重大突破，具有中国特色的基本医疗卫生制度框架基本确立，为世界贡献了"中国智慧"。其次，"五项制度"建设稳步推进。分级诊疗制度基本形成，现代医院管理制度建设稳步推进，医疗保障制度覆盖全民，药品供应保障制度日益完善，全行业综合监管制度初步建立，相关领域改革持续统筹推进。最后，人民健康状况和健康公平性持续得到改善。2018 年我国居民人均预期寿命达 77 岁，婴儿死亡率下降到 6.1‰，孕产妇死亡率下降到 18.3/10 万，我国居民主要健康指标总体上优于中高收入国家平均水平。

在新医改 10 周年又恰逢中华人民共和国成立 70 周年之际，作为一个从事医改工作 15 年的资深医改人，总觉得有一种责任，应该站出来好好总结一下这不平凡的 10 年。为此，自 2019 年 3 月起，在认真研究以往工作和资料的同时，又多次到国家图书馆查阅相关资料，在整理总结大量资料的基础上，编写了《魏子柠：致敬十年新医改》12 篇系列文章，以此回顾新医改走过的十年艰辛路程和取得的巨大成就。为方便大家保存和阅读，为研究医改者提供方便，特编写此书，同时也作为一个礼物，献给中国医改界和中华人民共和国 70 华诞。

在此书编写过程中，得到了许多专家、学者以及朋友们的指导帮助和大力支持，在此表示诚挚的谢意！

魏子柠

2019 年 9 月

目 录
CONTENTS

2018 年——国务院机构大改革 集中带量采购真的来了

新医改好未来——中国医改开启伟大新征程 为现代强国提供健康根基

附录

新医改的大背景

"医改基本不成功" 研究设计新方案

"欲知大道，必先知史"。

"从何处来"与"向何处去"同等重要，甚至更重要。因为，回顾过去是为了更好地走向未来。

医药卫生体制改革（以下简称"医改"）是中国特色社会主义医药卫生体制的自我革新、自我完善和自我发展，自开始以来就从未间断过。始于 2009 年的新一轮医改是上一轮医改的继续，是对上一轮医改的继承与扬弃；上一轮医改为新一轮医改做了深入的实践与探索，为新一轮医改提供了正反两方面的经验与借鉴。无论是新一轮医改，还是上一轮医改，都是医改这一事物的两个不同历史发展阶段。研究新一轮医改，就要从始于 1979 年的医改说起。

一、"卫生体制改革基本上不成功"

改革开放以来，我国以经济建设为中心，以建设社会主义市场经济体制为目标，取得了举世瞩目的成就。由于时代发展的背景和思想认识上的局限性，社会领域的改革曾出现过一些简单套用经济体制改革的思路和做法，在取得一些进展的同时，也带来了严重的经济社会发展不平衡等矛盾和问题。作为民生领域重点之一的医药卫生体制改革也曾走过一些弯路，导致医疗卫生服务的公平性、可及性受到严重影响。医疗保障制度不健全，看病难、看病贵成为公众面临的重要问题，引起了党和政府、社会的高度关注。

"目前中国的医疗卫生体制改革基本上不成功"。2005 年 7 月 28 日，时任国务院发展研究中心社会发展研究部副部长的葛延风，在接受中国青年报独家专访时说了这番话。此言一出，震惊社会。同时也为始于 1979 年 4 月的以商业化、市场化为方向的医改画上了一个休止符。

2003 年初，国务院发展研究中心社会发展研究部与世界卫生组织合作，确定了"中国医疗卫生体制改革"的研究课题。课题组由国务院发展研究中心、卫生部卫生经济研究所、北京市疾病控制中心、北京大学公共卫生学院以及劳动和社会保障部等单位的专家学者组成，对中国医疗卫生体制改革进行了总体性评价和反思。

他们的研究报告指出，当前的一些改革思路和做法存在很大问题，其消极后果主要表现为医疗服务的公平性下降和卫生投入的宏观效率降低。现在医疗卫生体制出现商业化、市场化的倾向是完全错误的，违背了医疗卫生事业的基本规律，中国医疗卫生体制期待新的改革。

"医改基本不成功"这一观点引起了学界和舆论界的高度关注。不论基于何种认识，全面深化医改成为政府、社会、学术界和行业的广泛共识。以2006年9月成立的医疗卫生体制改革协调小组为标志，新一轮医改方案的研究制订正式开始。

二、医改重回公益性的正确方向

1979年，医改初始，"政府派"与"市场派"之争即随之开始。到底是坚持政府主导的公益性方向，还是坚持市场主导的市场化方向，争吵之声此起彼伏，且延续至今仍有许多分歧。当时在"以公有制为主体、多种所有制经济并存"和"卫生部门也要按经济规律办事，运用经济手段管理卫生事业"的思想指导下，实行以扩大医院经营自主权为主，逐步在全国开始了医疗市场化的改革。

1985年初，国务院同意并批转卫生部上报的《关于卫生工作改革若干政策问题的报告》，并作为行政法规在全国执行。这一报告的核心和指导思想是放宽政策、简政放权、多方集资，开阔发展卫生事业的路子，把卫生工作搞好。政府采取"给政策不给钱"和"建设靠国家、吃饭靠自己"的改革措施和思路。中央财政不再投资地方医院，地方财政和医疗卫生机构的压力大增。随着各级财政对公立医院补助经费实行定额包干、逐步减少等政策，管理更加宽松，公立医院为了维持生存和发展，只能向市场伸手"要钱"。1992年，党的十四大明确提出建立社会主义市场经济体制，标志着中国改革发展进入了新阶段，这一时期的医改仍然套用经济体制改革的基本思路。1997 年 1 月发布《中共中央、国务院关于卫生改革与发展的决定》（中发〔1997〕3 号），2000 年 2 月国务院办公厅转发国务院体改办、国家计委、国家经贸委、财政部、劳动保障部、卫生部、药品监管局、中医药局《关于城镇医药卫生体制改革的指导意见》，都进一步明确了改革的指导思想、奋斗目标、总体要求及改革内容等。但由于医改的基本模式不够清晰，对政府职责与市场机制的作用等根本性问题存在争议，导致落实程度与期望值具有较大差距，在一些地方甚至引发了公立医院产权改革的风潮，以至于公立医院只能自己挣钱养活自己。随着医疗市场化程度越来越高，人民群众看病就医负担越来越重。

虽然 1994 年开始"两江试点"，1998 年逐步在全国建立城镇职工医疗保障制度，2003 年开始新农合试点，2009 年实现新农合全覆盖，但当时我国医疗费用仍以每年 18% 左右的速度递增。1980 年政府卫生支出占卫生总费用的 36.2%，2001 年下降到 15.9%，而居民个人负担则由 1980 年的 21.2% 增加到了 2001 年的近 60%。2008 年前后，政府卫生投入有所增加，但仅占到 20% 左右，居民负担仍然达到 45% 左右。在当时社会上广泛流传着"救护车一响，一头猪白养""小病拖、大病抗，实在不行见阎王"的顺口溜。2005 年，哈尔滨"天价医疗费事件"进一步佐证了"医改不成功"的结论，类似情况在当时并非个案。20多年医疗市场化改革的结果，使许多中国人不敢踏进医院大门。2008 年的第四次国家卫生服务调查显示，城乡居民两周患病未就诊比例达37.6%，应住院而未住院比例达 25.1%，其中经济困难原因占 70.3%，"医疗市场化"改革日渐成为"千夫所指"。也就从这一年开始，中国医改重新站到了"十字路口"，不得不"重新择路"。2005 年 5 月 16

日,《医院报》以"市场化非医改方向"作为头题,正式启动了医改方向大讨论。

2006 年 10 月,党的十六届六中全会通过的《中共中央关于构建社会主义和谐社会若干重大问题的决定》,明确提出"坚持公共医疗卫生的公益性质,深化医疗卫生体制改革,强化政府责任,严格监督管理,建设覆盖城乡居民的基本卫生保健制度,为群众提供安全、有效、方便、价廉的公共卫生和基本医疗服务"。2007 年 10 月 15 日,胡锦涛总书记在党的十七大报告中明确提出"人人享有基本医疗卫生服务""坚持公共医疗卫生的公益性质"。自此,医改又重新回到了"公益性"的正确方向和正确轨道上来。

三、健康需求发生变化,对新医改提出新要求

进入 21 世纪以来,人口老龄化不断加速,慢性非传染性疾病快速增加,同时面临新发传染病和传统传染病的双重威胁,这一系列的矛盾和问题对我国医改提出了更高要求,迫切需要建立健全医疗保障体系、医疗卫生服务体系和与之相适应的体制机制等。突出表现在以下几个方面。

(一)人口老龄化导致医疗与护理负担增加

2005 年,我国 60 岁以上老年人有 1.44 亿,65 岁以上老年人占 9%,远超 65 岁以上老年人占比 7% 即为老龄化社会的标准。而老龄人口的医疗需求和医疗费用明显高于人群平均水平,以经济合作与发展组

织（简称经合组织，OECD）的一些成员国为例，其65岁以上人口的医疗卫生支出，是65岁以下人口的2.7～4.8倍。

（二）心脑血管病和恶性肿瘤等慢性非传染性疾病患病率不断升高

我国心脑血管病患者每年死亡200多万人，肿瘤患者每年死亡约140万人。按病例数计算，2008年全国慢性病患病率为20%，比2003年增加了0.6亿人。慢性非传染性疾病已成为城乡居民的主要疾病负担和死亡原因，防治难度大大增加，医药费用不断攀升。

（三）部分传染病发病率仍居高不下

据统计，2008年我国的结核病患者约为450万人，乙型肝炎病毒携带者约9300万人，艾滋病病毒携带者约65万人。SARS、禽流感等至少10余种新发传染病在我国出现并呈现局部流行，同时存在甲型 H_1N_1 流感疫情等其他新发传染病的威胁。此外，还面临职业病、损伤、中毒等事件的持续增加以及公共卫生事件频发的严峻挑战。

四、启动新医改方案的平行研究设计

新医改方案从最初酝酿到定稿通过，经历了一次中央政治局集体学习、三次国务院常务会议以及一次中央政治局常委会。可以说，新医改方案基本理念、基本原则、基本路径的确定，是在党中央、国务院的直接领导下形成的。

在医改公益性方向指导下，为解决群众看病难、看病贵问题，2006

年9月，国务院决定成立以国家发改委、卫生部共同牵头，财政部、人力资源社会保障部等11个部委参加的医药卫生体制改革部际协调工作小组，由国家发改委主任和卫生部部长任双组长，负责研究医药卫生体制改革的总体思路和政策措施。2006年10月23日，中共中央政治局进行第35次集体学习时，专门研讨医疗卫生事业发展相关问题。时任中共中央总书记胡锦涛强调，医疗卫生事业是造福人民的事业，关系广大人民群众的切身利益，关系千家万户的幸福安康，也关系经济社会协调发展，关系国家和民族的未来。

在这之后的两年多时间里，国务院医改部际协调工作小组深入全国各地进行了大量的实际调研，广泛听取各方意见，先后对改革的基本方向和总体框架、国家基本药物制度、公立医院管理体制机制等重点难点问题进行了专题讨论。2007年1月，国务院医改部际协调工作小组委托世界卫生组织、北京大学等9家国内外知名研究机构进行独立平行研究论证，为决策提供参考。2008年4月，时任国务院总理温家宝两次主持召开深化医药卫生体制改革工作座谈会，向社会各方征求意见。2008年12月20日，由16个部委组成的医改领导小组成立，由时任国务院副总理的李克强担任组长，负责审议包括新医改方案在内的医药卫生体制改革的重大方针、政策、措施，组织推动深化医药卫生体制改革工作，统筹协调深化医改中的重大问题。经过反复研讨，几易其稿，最终形成了《关于深化医药卫生体制改革的意见》（征求意见稿）。

党中央、国务院高度重视医改文件的起草制定工作。在文件起草至形成的两年多时间里，党中央、国务院领导作出了一系列重要指示，研究解决了制定过程中的一系列重点难点问题和重大问题。

五、新医改方案向全社会公开征求意见

按照国务院的部署，在征求地方政府、国务院有关部门、民主党派、人民团体、国内外专业机构等方面对初稿意见的同时，2008 年 10 月 14 日至 11 月 14 日，征求意见稿全文向社会公布，问计于民，引起各方面积极反响，共收到反馈意见 3.5 万余条。随后，工作小组对各方反馈意见进行认真梳理，本着尽可能吸收的原则进行修改，共修改 190 多处。与此同时，按照国务院决定，围绕群众最为关心的问题，对近期重点改革的目标和主要措施，进行了深入研究和测算，拟定了《医药卫生体制改革近期重点工作实施方案（2009—2011 年）》。

2009 年 1 月，国务院常务会议通过了《中共中央国务院关于深化医药卫生体制改革的意见》和《医药卫生体制改革近期重点工作实施方案（2009—2011 年）》，并于 2009 年 3 月由中共中央、国务院正式签署。

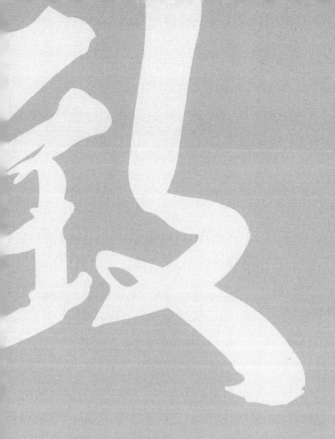

2009 年

拉开医改大帷幕　实现首年开门红

　　2009 年是新医改的第一年。新一轮医改的纲领性文件，《中共中央国务院关于深化医药卫生体制改革的意见》（以下简称《意见》）于2009 年 4 月 6 日，新华社授权正式向社会发布；4 月 7 日，《医药卫生体制改革近期重点工作实施方案（2009—2011 年）》（以下简称《实施方案》）也正式发布。至此，新医改的大幕全面拉开。

　　现任全国人大常委会副委员长、中国农工民主党主席、时任国家卫生部部长的陈竺，2009 年 1 月 8 日，在全国卫生工作会议上讲到，2009年是深化医药卫生体制改革全面启动和整体推进的一年。《意见》和《实施方案》的发布引起了世界各国的高度关注，不少国外专家赞誉"中国领导人已承诺相当大的财政投入到卫生保健""中国是一头睡醒的雄狮"，此语成了新医改元年最好的注释和依据。

一、《意见》和《实施方案》的主要内容

《意见》和《实施方案》集中体现了党的十七大精神，始终贯穿公共医疗卫生公益性这条主线，把基本医疗卫生制度作为公共产品向全民提供，实现人人享有基本医疗卫生服务，这是我国医疗卫生事业发展从理念到体制的重大变革，是深入贯彻落实科学发展观，坚持卫生工作方针，强化政府投入责任，坚持以人为本理念，解决广大人民群众最关心、最直接、最现实问题的具体实践。

《意见》突出了顶层设计与整体考虑，从基本国情出发，着眼于长远，明确了深化医药卫生体制改革的总体方向和基本框架，即"一个目标、四个体系、八项支撑"，也就是人们常说的"四梁八柱"，明确提出了深化医药卫生体制改革近期目标和长远目标。近期目标是到2011年明显提高基本医疗卫生服务可及性，有效减轻居民就医费用负担，切实缓解群众看病难、看病贵问题；长远目标是到2020年基本建立覆盖城乡的基本医疗卫生制度。同时，要完善构建基本医疗卫生服务制度的四大体系建设，即公共卫生服务、医疗服务、医疗保障、药品供应保障体系，明确主要任务，形成"四位一体"的基本医疗卫生制度。要加强和完善管理、运行、投入、价格、监管、科技与人才、信息、法制八个方面，作为保障医药卫生四大体系有效运行的支撑机制，保障卫生体系有效规范运转，明确了主要政策措施。

《实施方案》立足当前，作为医改工作的主要抓手，是2009—2011年落实《意见》的具体安排。为增强改革的操作性，提出了五项重点改

革任务：加快推进基本医疗保障制度建设、初步建立国家基本药物制度、健全基层医疗卫生服务体系、促进基本公共卫生服务逐步均等化和推进公立医院改革试点，即"四项基本和一项试点"。作为深化医药卫生体制改革的重点，明确了改革的目标、任务和措施，确定了 23 项量化指标，明确了 20 个时间节点，力争近期取得明显成效。

二、党中央国务院高度重视，相关部委齐心协力开局良好

2009 年是中华人民共和国成立 60 周年，是新医改全面启动之年，也是整体推进的第一年，医改工作得到了党中央、国务院的高度重视。时任中共中央总书记胡锦涛视察各地时关心医改进展，关心广大卫生人员生活，关心艾滋病等患者健康，鼓舞了卫生系统广大干部职工热情和干劲。时任国务院总理温家宝主持国务院常务会议，专题研究医改工作，多次深入医疗卫生系统进行调研，鼓舞了士气。国务院分别于 2009 年 4 月、9 月和 11 月三次召开会议，时任国务院副总理李克强出席会议并作重要讲话，专门部署医改工作。李克强副总理还先后主持召开五次国务院医改领导小组会议，研究医改重点难点问题，作出工作安排。国务院各相关部委认真贯彻党中央、国务院决策部署，全面启动医改各项工作。医改实现了开好局、起好步的目的和要求。

为将《意见》和《实施方案》全面落地，相关部委开足马力，各显"神通"。通过新闻发布会、印刷资料、媒体宣讲等多种形式，对新医改政策进行全面深入解读。同时，通过举办各类、各层面的医改培训

班，宣传中央政策精神，以期达到"上下同欲"，实现上下结合。国务院医改办先后对省级相关领导、省市医改办主任、各地市主管医改或卫生工作的政府领导进行培训，医改工作主要相关部门分别对全国业务系统进行相应培训。培训班上，有关部门领导、主要业务司（局）负责人精心备课、授课，大大提高了基层对新医改方针政策的理解，提高了基层的政策理论水平，提高了基层将《意见》与《实施方案》落地的实操能力。其中，原国家卫生部对各司（局）负责人、直属单位领导和省（区、市）卫生厅（局）长、地市卫生局局长进行医改政策培训，先后培训地市卫生局长 400 人、大型公立医院院长 300 余人，创下原卫生部干部培训班之最。2009 年 2 月上任的卫生部党组书记、副部长张茅强调，在医改工作中要正确处理好四个关系，即政府与市场的关系、公平与效率的关系、当前工作与长远目标的关系、尊重卫生发展规律和坚持中国国情的关系，要支持地方大胆探索，开拓创新，相互交流，取得成效，推进医改工作向纵深发展。

　　深入推进医改的最重要条件是财力保障。为顺利推进医改，加大医改保障力度，中央财政部门决定在 2009—2011 年投入 8500 亿，主要用于基层。时任财政部部长的谢旭人曾表示，2009 年中央财政医疗卫生支出为 1266.7 亿元，同比增长 48.2%。人均公共卫生费用不低于 15 元，向所有居民提供 9 类 21 项基本公共卫生服务，让群众平时少得病、看病更方便、看病有保障、少花钱。在公立医院改革试点方面，将公立医院由服务收费、药品加成收入和财政补助三个渠道改为服务收费和财政补助两个渠道，明确了 6 项费用由财政保障，充分体现医务人员价值。同时明确了公立医院改革的时间步骤：2009 年制定方案，2010 年选择试点城市，2011 年逐步推开。

三、全国各地积极探索，涌现出了一大批好的经验做法

2009 年 4 月 6 日，党中央、国务院向全国发出了深化医药卫生体制改革的进军令，从中央到地方，从高层到基层，从党委到政府，从政府到部门，全国各路医改大军开始了新一轮医药卫生体制改革的伟大长征。国家部委层面加强调研指导，地方各个层面加大实践探索力度，涌现出了许多好的地方经验和做法，为医改竖起了一块块前行的"路标"。

在医保制度建设方面，陕西、安徽、云南等地开展医保支付方式改革试点；浙江、广西等地启动市级统筹试点；陕西省神木县把器官移植、安装人工器官等纳入报销范围，每人每年最多可报销 30 万元医药费用。

在基层综合改革方面，北京、宁夏等地在全辖区政府办城乡基层医疗卫生机构推行综合改革；安徽省积极探索政府办基层医疗卫生机构综合改革和药品招标"双信封"做法；北京、上海、杭州、成都等地积极推广城市社区卫生服务机构"收支两条线"管理；江苏、山东等地开展绩效考核工作，促进基本公共卫生服务任务落实，取得显著效果。

在基层医疗服务体系建设方面，天津、上海等地根据城市发展和人口变动趋势，优化公立医院结构布局；城乡对口支援和"万名医师支援农村卫生工程"得到进一步加强，河北、甘肃等地实施效果良好；青海、新疆等西北五省（区）全面落实对乡镇卫生院补助人员工资政策；福建省加强村卫生室、海岛、边远山区基层医疗卫生机构建设，实施"两个 500"计划，免费提供公共卫生服务，由治病向防病转变。

在公立医院改革方面，福建厦门、安徽马鞍山试水公立医院管办分开，完善法人治理结构，鼓励社会办医；上海闵行区、江苏南京、安徽芜湖、黑龙江漠河等地积极探索医药分开的有效形式；广东和云南昆明开展医师多点执业试点工作，探索管理办法；黑龙江开展医院院长职业化培训，提高院长管理能力等。

四、各项工作实现开门红，群众获得感明显增强

2010 年 1 月 5 日，时任国务院副总理的李克强，在全国医药卫生系统表彰大会上讲话时强调指出，2009 年，党中央、国务院做出了深化医药卫生体制改革的重大部署，医药卫生体制改革迈出重大步伐。总的来说，医改工作有了一个良好的开局，正在向着实现为全民提供基本医疗保障和服务的目标迈进。李克强副总理的讲话为 2009 年医改工作做了最好的总结。通过全国上下一年的共同努力，医改各项工作有条不紊有序推进，"五项重点"工作取得显著成效，人民群众获得感明显增强，取得了令世人瞩目的成就。

（一）医疗保障制度建设取得新突破

截至 2009 年底，我国基本医保覆盖率超过 90%，其中新农合覆盖 8.3 亿人，城镇职工医保覆盖 3.9 亿人。新农合筹资水平达到人均 100 元，参合率达到 94%，各级财政补助 627 亿元，4.9 亿人次得到补偿，1560 万人得到健康体检，努力减轻群众个人看病负担。全国三分之一地区开展门诊统筹试点，效果良好。安徽、陕西、云南等地开展支付方式

改革试点，浙江、广西等地启动市级统筹试点。

（二）国家基本药物制度建设稳步推进

成立了国家基本药物工作委员会，印发《关于建立国家基本药物制度的实施意见》，调整医疗服务价格，将基本药物全部纳入基本医疗保障药品报销目录，不断加强质量监管。31 个省（区、市）建立了政府主导的省级药品集中采购平台，落实基本药物招标采购任务。全国38.4% 的政府办社区卫生机构、30.4% 的政府办基层医疗卫生机构实行国家基本药物制度零差率销售，北京、宁夏等地在辖区内所有政府办基层医疗卫生机构推行基本药物制度，效果显著。

（三）基层医疗卫生服务体系进一步健全

截至 2009 年底，29.2% 的政府办县医院、42.3% 的政府办乡镇卫生院、35.2% 的村卫生室以及 60.1% 的社区卫生服务中心达到了建设标准。中央下达专项资金 200 亿元，支持 986 个县级医院、3549 所中心卫生院、1154 所社区卫生服务中心建设。城乡对口支援和"万名医师支援农村卫生工程"得到进一步加强，900 所城市三级医院与 2200 所县级医院建立对口支援和协作关系。为乡镇卫生院招聘执业医师，落实农村卫生人员培训任务。当年，全国已有 25 个省份对乡村公共卫生服务进行补助，安徽省按每 1200 名农村人口补助 8000 元的标准，为乡村医生提供补助。全国所有地级以上城市和 93% 的县级市开展了城市社区卫生服务工作。

（四）基本公共卫生服务逐步均等化工作顺利实施

制定促进基本公共卫生服务均等化工作方案和服务标准并启动了 6

项国家重大公共卫生专项和9类基本公共卫生服务项目。各地制定促进基本公共卫生服务均等化的实施意见，明确经费渠道，细化服务内容和要求。江西、上海等7个省份提前完成为8～15岁人群接种乙肝疫苗工作。6个省份制定实施消除燃煤型氟中毒方案，其中河南完成全部改炉改灶任务。各地制定农村孕产妇住院分娩和育龄妇女补服叶酸实施方案，陕西等地对农村孕产妇住院分娩实行免费政策。重庆开展"健康重庆"建设，大力推进基本公共卫生服务均等化，改善居民健康水平。认真组织实施农村妇女参加"两癌"筛查和"百万贫困白内障患者复明工程"项目。开展疾病预防控制绩效考核工作，落实公共卫生服务任务。

（五）公立医院改革试点筹备工作基本完成，医疗管理得到进一步加强

认真研究公立医院改革思路和政策措施，制定试点工作指导性文件，遴选试点城市，公立医院改革试点已筹备就绪。进一步完善医疗质量管理制度和规范体系，建立医疗技术临床应用管理制度，加强医疗机构管理和专科能力建设，推进临床合理用药，稳步提高医疗质量。科学制定临床路径，在60余家医院开展112个病种的临床路径试点工作。启动了"医疗质量万里行"工作，对近300家医院和110家血站进行质量和安全监督检查，加强医院感染预防控制。强化血液管理，自愿无偿献血占临床用血比例达99%。进一步扩大护士队伍数量，调整结构，建立和完善分级护理制度，提高护理质量和技术水平。开展大型医院巡查，积极探索建立医院评价体系和评价制度，筹备医院评审评价工作。在全国三级公立医院推行预约诊疗服务，逐步解决群众到大医院"看病难"的问题。

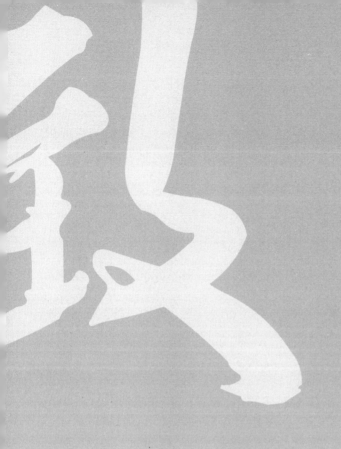

2010 年

以基层综合医改为抓手
"五项重点" 工作稳步推进

2010 年，是我国新医改的第二年，是中国医改由制度设计到工作落实的关键一年，也是中国医改进入实质性阶段、开始触及实质性问题的一年，更是中国医改真正攻坚破冰之年。这一年，时任中共中央政治局常委、国务院副总理、国务院深化医药卫生体制改革领导小组组长李克强数次主持召开会议，围绕"保基本、强基层、建机制"的基本思路，整体推进医改"五项重点"任务。改善医疗服务，提升医疗服务质量，让人民群众尽快从医改中受益，成为医改"最强音"。

2010 年，在积极推进基本医疗保障制度建设、建立国家基本药物制度、健全基层医疗服务体系、促进基本公共卫生服务均等化和公立医院改革试点的同时，以实行基本药物零差率销售为标志，以管理体制、人事制度、分配制度、基本药物制度、保障制度等五项内容为重点的政府办基层医疗卫生机构综合改革试点在全国逐步推开。说起基层综合医改，如果追根溯源的话，还要从安徽说起。

一、基层综合医改从安徽走向全国

安徽是一个富有改革创新精神的地方。2010 年 1 月 1 日，就在世界人民迎接新年的时候，安徽省率先在 32 个县（市）实施基层医药卫生体制综合改革试点，打响了全国基层综合医改的"第一枪"。

（一）安徽省基层综合医改的核心内容是"一主""三辅""五配套"

"一主"，就是综合改革试点实施意见，包括管理体制、人事制度、分配制度、药品采购配送、保障制度五项改革。"三辅"，就是乡镇卫生院、社区卫生服务机构、村卫生室改革试点方案；"五配套"，就是机构编制标准、分流人员安置办法、绩效考核试点办法、运行补偿试点办法、基本药物和补充药品使用采购配送试点办法。这一系列政策文件构成了一个比较完整的基层医疗卫生机构综合改革体系。

截止到 2010 年 1 月 15 日，安徽省 32 个县（市）的 5372 个基层医疗卫生机构的基本药物和省增补药物全部实行零差率销售，药品平均降幅在 50% 以上；390 个乡镇卫生院完成编制核定、岗位设置、人员清查、资格审查等工作，人员竞争上岗；试点地区完成财务清理、核定任务、制定绩效考核细则、国库集中收付等工作，省级财政下拨第一批 2.3 亿元预拨款。改革仅一个多月，试点乡镇卫生院就出现了"四升一降"的可喜变化：每张处方药品品种平均下降 30% 左右，抗生素使用量下降 40% 左右，人均门诊费用下降 25%，人均住院费用下降 26%，而门诊量却增长 20%。

当时的安徽基层综合医改在全国也属 "破冰之举"。特别是在人员分流安置、任务及收支核定、绩效考核、药品采购配送等方面，没有经验可资借鉴。现任贵州省委书记、省人大常委会主任，时任安徽省委常委、常务副省长的孙志刚针对改革中可能出现的问题，提出做到 "六个不能"：药品供应不能断档、药品价格不能反弹、经费保障不能影响基层正常运转、竞争上岗不能影响基层工作秩序、人员分流不能影响社会稳定、基层政策不能与省政府政策相矛盾。为保障各项任务落实，安徽省在试点县建立了 "包保责任制"，县长为第一责任人，副局长以上领导每人包保一个乡镇，确保改革顺利推进。

（二）安徽基层综合医改全覆盖，效果明显

在经过 8 个月探索试点之后，2010 年 9 月 1 日，安徽省将基层综合医改推向了全省。全省乡村两级医疗卫生机构、城市社区卫生服务机构全面回归公益性，推行基本药物零差率销售，改变了基层延续几十年的以药补医机制，全省基层医疗卫生机构次均门诊药品费用、次均住院药品费用、次均门诊费用、次均住院费用，分别比改革前下降了 36.6%、21.2%、20.5%、10.4%，群众得到了实实在在的实惠。

（三）基层综合医改走向全国

在安徽实践的基础上，经过充分调研论证，国务院将安徽基层综合改革的做法逐步推向全国，2010 年 5 月 1 日前，基本覆盖了全国三分之一的县（市）。截至 2011 年 2 月底，覆盖了全国 30 个省（区、市）的 2222 个县市，共计有 42483 个、占全国 77.4% 的政府办基层医疗卫生机构实施了基本药物制度。其中，城市社区卫生服务机构 16475 个，占全

国政府办社区卫生服务机构总数 93.1%；乡镇卫生院 26008 个，占全国政府办乡镇卫生院总数的 69.9%。

为进一步深化基层综合改革，为改革提供政策保障，2010 年，国务院办公厅先后印发了《建立和规范政府办基层医疗卫生机构基本药物采购机制的指导意见》（国办发〔2010〕56 号）与《关于建立健全基层医疗卫生机构补偿机制的实施意见》（国办发〔2010〕62 号），国家卫生部印发了《关于加强乡村医生队伍建设的意见》（卫农卫发〔2010〕3 号）与《关于加强基本公共卫生服务项目绩效考核的指导意见》（卫妇社发〔2010〕112 号），国家财政部印发了《基层医疗卫生机构财务制度》（财社〔2010〕307 号）等，保证了基层综合改革向纵深推进。

二、"五项重点"工作任务有序推进

根据 2010 年医改工作安排，以医改"五项重点"工作为引领，强化责任，加大力度，突出重点，稳步实施，各项工作总体进展顺利。

（一）基本医疗保障制度进一步完善

新农合覆盖面持续稳固扩大，参合人数达到 8.4 亿人，参合率保持在 96.3%。筹资水平进一步提高，人均筹资水平达到 155.3 元，其中政府补助达到人均 126.1 元。60% 以上地区实行门诊统筹，最高支付限额提高到全国农民人均收入的 6 倍左右。近 90% 的统筹地区实现了县域内定点医疗机构直接结算。城镇职工基本医疗保险和城镇居民基本医疗保险的参保人数分别达到 2.3 亿人和 1.9 亿人，三大基本医疗保险制度已覆盖大陆人口的 93% 以上。同年，实施医疗救助 3984 万人，医疗救助支出达到 65.5 亿元。

（二）初步建立国家基本药物制度

2010 年，各地大力推进基本药物规范采购、控制价格、组织配送、合理使用以及落实零差率销售等政策，积极探索和推进基层综合改革。已有近 80% 的政府办基层医疗卫生机构实施了基本药物制度。安徽、天津、宁夏、吉林、江西、陕西、甘肃、海南等地初步实现了基层全覆盖。安徽采用"双信封"招标、单一货源承诺、统一支付货款等方式，降低基本药物价格，保证质量和供应。在基本药物制度实施地区，基层医疗卫生机构出现了门诊和住院费用下降、门诊人次和住院人数上升的可喜现象，群众医药费用负担明显减轻，制度实施效果初步显现。

（三）基层医疗服务体系进一步健全

2010 年，中央安排专项资金 200 亿元，支持 891 个县级医院、1620 个中心乡镇卫生院、1.1 万个村卫生室和 1228 个社区卫生服务中心业务用房建设。在基层医疗卫生机构硬件设施普遍提高的基础上，着力加强以全科医生为重点的基层医疗卫生队伍建设，加快落实公共卫生与基层医疗卫生事业单位绩效工资政策。当年招录农村订单定向免费培养医学生 5000 名，为乡镇卫生院招聘执业医师 8938 名。2381 所县级医院与三级医院、1.5 万所乡镇卫生院与二级医院建立长期对口协作关系。继续实施"万名医师支援农村卫生工程"，并组织 1.8 万名县级医院骨干人员到三级医院进修学习。全国乡镇卫生院、村卫生室和社区卫生服务机构在岗培训人员分别达到 47.5 万人次、97.7 万人次和 21.4 万人次，安排全科医生转岗培训 1.6 万人次。

（四）基本公共卫生服务均等化工作取得新进展

9 类基本公共卫生服务项目在城乡基层广泛开展。据监测数据显示，城镇和农村居民健康档案累计建档率分别为 48.7% 和 38.1%，提前完成年度任务指标。65 岁以上老年人健康检查人数为 5714.2 万人，2552.8 万高血压患者、918.9 万糖尿病患者和 170.6 万重性精神疾病患者纳入慢性病规范管理。2010 年，全国人均基本公共卫生服务经费补助标准达到 17.4 元，重大公共卫生服务项目稳步推进。全国完成贫困白内障患者复明手术 35.1 万例，免费为 15 岁以下儿童接种乙肝疫苗 1962.9 万人，提前完成全年任务。884.7 万农村孕产妇享受住院分娩补助，农村住院分娩率达 95.7%；为农村生育妇女补服叶酸 830.7 万人，完成年度任务的 85.1%；农村妇女乳腺癌检查 47.3 万例，完成年度任务的 118.2%；农村妇女宫颈癌检查 489.2 万例，完成年度任务的 122.3%；在农村建设 783.3 万户无害化卫生厕所，燃煤型氟中毒改灶 143.9 万户，提前完成全年任务。各地区普遍开展了艾滋病母婴阻断等新的公共卫生专项。湖北、吉林、四川、河南、河北、重庆等地进一步完善绩效考核制度，规范项目资金管理、工作程序、奖罚措施，提高服务质量和效率。

（五）加快推进公立医院改革试点

城市公立医院改革方面，2010 年 4 月，国家卫生部在江苏省镇江市组织召开了"全国公立医院改革试点工作会议"，同年 8 月国家卫生部举办了两期国家公立医院改革试点政策培训班。16 个国家联系试点城市

（后增加北京市变为 17 个）和 37 个省级试点城市、214 家公立医院陆续开展试点工作。上海市依托 2005 年成立的申康医院发展中心，代表政府管理医院，制定一个规范、统一、公平的绩效考核标准，以此达到正确引导、奖罚分明的全面绩效管理目标；辽宁鞍山、山东潍坊等试点城市在公立医院规划布局、管理体制、补偿机制、支付制度、内部管理、改善服务、支持基层、鼓励社会办医方面开展全面探索；广东深圳积极探索"管办分开、政事分开"，建立探索权责明确、管理高效、激励科学、监管有力的公立医院法人治理结构；安徽芜湖成立市医院集团管理委员会，为市政府领导下的负责医疗集团管理、投资、运营的高层次议事机构，建立法人治理结构。

县级公立医院改革方面，2010 年 11 月，在陕西省子长县召开了全国县级公立医院改革发展现场会，时任卫生部党组书记、副部长张茅提出："县医院是公立医院改革的突破口，要以县医院为核心，积极推进县域医疗服务体系改革发展，探索一条具有中国特色的县域医疗卫生改革之路。"

三、统筹推进相关领域改革

在整体推进五项改革重点工作同时，相关领域改革也在扎实推进。医疗改革方面，全国 1200 所三级医院实行预约诊疗和分时段就诊，1300 多所医院开展 100 个病种的临床路径试点，22 个省（区、市）100 所医院开展电子病历试点，5 个省（市）开展医师多点执业试点，继续在全国开展"医疗质量万里行"、大型医院巡查工作和国家重点专科评估，开展创建"平安医院"活动，积极推进医患纠纷第三方调解和医疗责任保险。卫生监督执法方面，深入贯彻《职业病防治法》，建立职业病防治工作部门联席会议制度，加大对用人单位职业健康监护工作检查力度。初步建立覆盖15个省（区、市）的城市饮用水卫生监测网络。继续打击非法行医，开展对单采血浆站监督检查。中医药工作方面，在深化医改中充分发挥中医药作用，促进中医药的利用，加快基层中医药服务网络建设和公立中医院改革，中医治未病健康工程取得新进展。"中医中药中国行"活动有力推动了中医药进乡村、进社区、进家庭。在社会办医方面，发展改革委、卫生部、财政部、商务部、人力资源社会保障部印发了《关于进一步鼓励和引导社会资本举办医疗机构的意见》，进一步鼓励和支持社会资本举办各类医疗机构，鼓励社会资本参与公立医院改制，允许境外资本举办医疗机构。中央财政下拨补助资金5.5亿元，专项用于鼓励和引导社会资本办医。信息化建设方面，积极推进居民电子健康档案、卫生服务信息平台、以电子病历为核心的医院信息化建设，加快卫生信息化进程。

2011 年

三年 "五项重点" 成果多
认真谋划医改 "十二五" 规划

2011 年，是《医药卫生体制改革近期重点实施方案（2009—2011年)》（以下简称《实施方案》）的最后一年，也是"十一五"与"十二五"承上启下的关键之年。2011 年 11 月 29 日，国务院深化医改领导小组第十次全体会议审议了《实施方案》中期评估报告，充分肯定了2009—2011 年医改取得的重大进展和突出成效，要求继续巩固和发展阶段性成果，正视困难和挑战，创新体制与机制，把医改持续推向深入，确定了三年医改成效基调。

美国哈佛大学公共卫生学院萧庆伦教授对中国医改取得的阶段性成果同样给出了高度评价：中国医改在短时间内实现基本医保覆盖率超过95%，并推行基本药物制度，这是相当显著的成就，也为其他国家的医改提供了宝贵经验。2011 年 10 月摩根银行发布的《中国医改的进展与未来》报告、11 月世界卫生组织完成的《帮助中国建立公平可持续的卫生体系》独立评估报告以及 12 月美国国际战略研究中心发布的《中国践行卫生改革政策：挑战和机遇》等报告，均从不同角度对中国医改取得的进展和阶段性成果给予了积极评价，总体认为中国医改在整体上把居民的需要作为优先重点，强调政府保障人民福利的责任，引领中国卫生体系朝着正确的方向前进。

一、财政投入力度逐年加大，"五项重点"工作稳步推进

截至 2011 年，我国基本医疗卫生制度框架已初步建立，成为中国特色社会主义制度的重要组成部分。这一制度的建立，不仅长久地造福国民健康，也探索出了解决医改这一世界性难题的中国办法。

（一）中央财政投入力度逐年加大

新医改以来，中央不断加大对地方一般性转移支付力度，2009—2011 年连续三年的同比增长率分别为 29.4%、17% 和 18.5%。建立完善县级基本财力保障机制，中央财政和省级财政补到最低保障线，为此中央财政于 2010 年、2011 年分别支出 475 亿元、775 亿元；对基层实行基本药物制度、推进综合改革"奖补政策"，中央财政三年共安排 120 亿元。2009—2011 年，全国财政医疗卫生新增投入达到 12409 亿元，比既定的 8500 亿元多出 3909 亿元，真正实现了"政府卫生投入增长幅度高于经常性财政支出增长幅度，政府卫生投入占经常性财政支出的比重逐步提高"的要求。同时，三年间中央共出台医改文件 14 个，主要部门出台重要政策配套文件 50 多个，加上地方再配套文件，基本形成了较为完整的医改政策体系，政策协调性不断增强，叠加效应不断显现。

（二）基本医疗保障制度覆盖面达到 95% 以上

三年医改，使我国超过 13 亿人受惠于三项基本医疗保障制度，

2010 年的参保（合）率达到 95% 以上，超过既定目标 5 个百分点，同时筹资水平和保障水平不断提高。作为拥有 13 亿多人口的发展中国家，中国用不到十年时间取得如此成就，被国际社会誉为创造了"中国速度"、世界奇迹。以当时的新农合为例，政府对参合农民的补助水平从 2003 年人均 20 元提高到 2011 年的 200 元，8 年时间提高 9 倍；城镇居民医保、新农合政策范围内住院报销水平从 2003 年的 20% 提高到 2011 年的 70% 左右。时任世界卫生组织总干事的陈冯富珍对我国医保制度建设高度评价："能够在这么短的时间内，实现基本医疗保障制度全覆盖，体现了中国政府关注民生，以人为本，在卫生改革发展当中为保障人民群众基本的健康权益，实现基本医疗保障制度做出的艰苦努力，令人折服。"

（三）基本药物制度取得阶段性进展

通过三年艰苦努力，启动于 2009 年 8 月的国家基本药物制度在我国基本建立起来并取得了阶段性进展，保障了人民群众的用药安全。

一是提前实现全覆盖。各地以建立基本药物制度为突破口，统筹推进基层医疗卫生机构综合改革。截至 2011 年 7 月底，全国 31 个省（区、市）和新疆生产建设兵团均实现所有政府办基层医疗卫生机构配备使用基本药物并实行零差率销售，绝大多数村卫生室、部分非政府办基层医疗卫生机构也实施了基本药物制度。江西、浙江等 11 个省份要求二级以上医疗机构按规定比例配备使用基本药物。

二是基本药物省级集中采购全面推行。截至 2011 年 9 月底，29 个省份出台了新的基本药物采购机制文件。安徽、山东、河北、四川、湖北等 16 个省份完成了新一轮采购，价格平均下降 30%。宁夏、河南等省探索部分高值医用耗材集中招标采购。

三是基层综合医改稳步推进。25 个省份出台了基层综合改革或多渠道补偿实施办法。辽宁、陕西、青海等 16 个省份和新疆生产建设兵团已在所有政府办基层医疗卫生机构实现全员聘用。黑龙江等绝大多数省份基本兑现基层医疗卫生事业单位绩效工资。安徽出台了巩固完善基层医改 10 个方面、30 条补充政策。

四是基层群众负担明显减轻。24 个省份调整了基层医疗卫生机构收费标准。基本药物全部纳入医保报销目录，销售价格平均下降 25%，报销比例明显高于非基本药物。世界卫生组织专家认为，没有其他任何国家能够在如此短的时间内展开如此大规模的药物制度改革。

（四）基层医疗卫生服务体系逐步健全

重点完善城乡基层医疗服务体系是新医改的重点任务之一。为切实加强基层医疗卫生服务体系建设，2011 年，国家支持覆盖 300 多所县级医院、1000 余所中心卫生院和 13000 多个村卫生室的建设，要求每个县至少有 1 所县级医院基本达到二级甲等水平、有 1~3 所达标的中心乡镇卫生院，每个行政村都有卫生室，每个街道都有社区卫生服务机构。2011 年中央财政对地方转移支付中医药方面新增投资 42.1 亿元，支持覆盖 1814 所中医医院、58 个地市级民族医院和 88 个西部地区地市级中医医院的能力建设。公立基层医疗卫生机构在发展中形成的债务由政府偿还。继续实施"万名医师支援农村卫生工程"，逐步落实乡村医生补助政策并解决其社会养老。为中西部地区乡镇卫生院招收 5000 名以上定向免费医学生，增加了 5 年制中医学本科生 1000 名，安排 1.5 万名基层医疗卫生机构在岗人员培训，分别为乡镇卫生院和村卫生室培训医疗卫生人员 12 万人次和 46 万人次,重点支持 100 个全科医生培训基层建设,使基层医疗卫生服务机构和队伍结构得到明显优化,基层服务能力得到明显增强。北京、上海等地推行家庭医生签约服务,河北省招聘"大学生村医"2000 名,内蒙古自治区探索实施牧民家庭"健康保障小药箱工程",河南省郑州市推广由全科医生、护士和公卫人员组成的"片医"小组团队,并逐步向县城、农村延伸服务,发展态势冲破了社区卫生服务"叫好不叫座"的窘况,成为我国 2011 年基层卫生的一大亮点。

(五) 基本公共卫生服务均等化水平逐步提高

2011 年,我国人均基本公共卫生服务经费提高到 25 元,国家基本公共卫生服务项目增至 10 类 41 项,基本公共卫生服务在基层得到广泛开展,将包括中医体质辨识、0～6 岁儿童中医健康指导、孕产妇中医健康指导、老年人中医健康指导、高血压患者中医健康干预、Ⅱ型糖尿病患者中医健康干预、中医健康教育等方面的中医药服务内容纳入基本公共卫生服务试点范围。截至 2011 年底,全国电子健康档案建档率达到 50%;高血压、糖尿病患者的健康管理人数分别达到 4500 万和 1500 万;为贫困白内障患者实施复明手术等重大公共卫生服务任务基本完成;贵州省提前一年完成消除燃煤型氟中毒危害项目任务。同时,各地积极创新公共卫生服务管理手段,江西、青海、西藏等省(区)加大省级资金配套比例,减轻基层负担;北京、湖北、山东等省市启动跨部门的社会健康促进工程;江西试行基本公共卫生服务均等化第三方考核机制。

(六) 公立医院改革试点有序推进

2010 年 2 月,卫生部、中央机构编制委员会办公室、国家发展和改革委员会、财政部及人力资源和社会保障部联合印发《关于公立医院改革试点的指导意见》，进一步明确公立医院的主导地位和公益性方向，提出了公立医院改革试点的 1 个目标、3 个领域和 9 项任务，形成了比较全面、系统、完整的公立医院改革政策框架，并提出了一系列带有方向性、原则性的重大改革内容。2011 年 2 月 28 日，国务院办公厅印发《2011 年公立医院改革试点工作安排》，确定了 2011 年推进公立医院改革试点的工作思路，明确了主要工作任务；2011 年 4 月 25 日，卫生部网站发布《三级综合医院评审标准（2011 年版）》，共 7 章 72 节，设置 391 条标准与监测指标。2011 年公立医院改革按照"点面结合、远近结合、边试边推，分阶段、有重点、依条件推进"的策略，以及"上下联动、内增活力、外加推力"的原则，紧紧围绕解决群众看病难、看病贵问题，积极开展优化结构布局、上下联动、优先发展县级医院和信息化建设等结构性改革，积极推进社会办医，形成多元办医格局。同时，为加强中央和地方信息沟通与交流，向 17 个改革试点城市派驻联络员。

在全国 17 个国家联系试点城市、37 个省级试点城市、745 家公立医院开展综合改革试点工作，在规划布局、管理体制、补偿机制、支付制度、内部管理、改善服务、支援基层和鼓励社会办医方面展开全面探索。各地以强化服务为抓手，推行一批见效快、易操作的改革措施。在二级医院大力推行预约诊疗、分时段就诊和优质护理服务，开展临床路径和电子病历试点，北京部分医院预约就诊率达到 40%。在海南、深圳、昆明、成都、洛阳、北京等省（市）开展医师多点执业试点；在鞍山、镇江、芜湖等 9 个城市组建各具特色的医疗集团；在上海、北京等 5 个城市探索建立医疗联合体；在陕西、江苏、浙江、湖北、山西等省启动县级公立医院综合改革；安徽结合医保报销政策，推进按病种付费，初步实现分级诊疗。在县级公立医院改革方面，2009—2011 年中央财政安排 360 亿元重点支持全国 2176 所县级医院建设，170 多个县市试点县域医疗综合改革，使每个县至少有 1 所县医院基本达到标准化水平。截至 2011 年底，已在全国 3467 家医院的 25503 个科室开展临床路径管理，其中医院数量占公立医院数量的 46.9%。

二、2009—2011 年，医改"五项重点"工作取得阶段性成果

2012 年 6 月，卫生部《深化医药卫生体制改革三年总结报告》上报至国务院。时任中共中央政治局常委、国务院副总理李克强看后批示："三年来，卫生系统和广大医药卫生工作者为推进医改做了大量工作，全面完成了各项重点任务，发挥了主力军作用。"至此，在全社会普遍关注下，2009—2011 年，不同寻常的三年医改画上了一个句号，世界性难题有了"中国答案"。

（一）群众通过医改得到更多实惠

一是人民群众"看病难"问题得到一定程度缓解。农村和偏远地区医疗服务设施落后、服务能力薄弱的状况得到显著改善，城市大医院"三长一短"问题逐步缓解，群众看病就医感受有了较大提升。15 分钟内可到达医疗机构的住户比例从 2008 年的 80.3% 提高到 2011 年的 83.3%，农村地区从 75.6% 提高到 80.8%。

二是城乡居民开始享受到低水平、广覆盖的基本医疗保障，"看病

贵"问题有所缓解。参合农民自付医药费用比例从 2008 年的 73.4% 下降到 2011 年的 49.5%，城乡居民个人卫生支出从 2003 年的 55.8% 下降到 2011 年的 35.3%，下降了 20 个百分点，大大减轻群众就医的经济负担。同时，根据原国家卫生部 2011 年医改专题研究，农村居民两周未就诊比例从 2008 年的 12.4% 下降到 2011 年的 6.1%，城市居民比例从 6.4% 下降到 4.0%。按可比价格计算，2008—2011 年公立医院门诊和住院费用增长速度均控制在 7% 以内，减缓了 20 世纪 90 年代中期以来医疗费用快速增长的势头。

三是城乡居民享受到均等化的基本公共卫生服务。居民健康素养越来越高，逐步形成健康的生活方式，越来越多慢病患者得到了系统化、规范化健康管理，越来越多重点人群获得了重大公共卫生专项服务，基本公共卫生服务公平性得到显著改善。2009—2011 年，中央财政共投入 100 多亿元用于农村孕产妇分娩补助项目、增补叶酸预防新生儿神经管缺陷项目、农村妇女"两癌"检查项目以及预防艾滋病母婴传播项目。对十省（区）进行考核结果显示，群众对基本公共卫生服务的满意度均在 90% 以上。2008—2011 年，孕产妇死亡率从 34.2/10 万下降到 26.1/10 万，婴儿死亡率从 14.9‰ 下降到 12.1‰。随着各项改革任务落实，我国居民健康指标进入了较快改善时期。

（二）卫生事业正在发生结构性变化

随着各项医改任务的落实，一些长期困扰卫生事业发展的结构性问题开始出现好转趋势，有的正在发生变化，有的已经出现重大结构性改善，这是我们多年来希望看到的改革效果。

一是卫生资源配置结构发生较明显变化。重城市轻农村、重医疗轻预防、重高端轻基本、重西医轻中医、重上轻下的问题正在扭转，公共财政投入向基层、农村和公共卫生倾斜的导向作用不断增强。2009—2010 年，城市社区卫生服务机构净资产增幅达 55%，县级医院增加 39%，均高于城市医院同期。同时，基层卫生人才队伍的数量、学历、知识结构也出现向好趋势。2011 年乡镇卫生院人员数达到 120 万人，比 2005 年增长 18.7%，其中大专以上学历人员占比从 23% 提高到 40%，中医师占医师队伍比重从 10.3% 提高到 12.2%。

二是人民群众卫生服务利用结构开始发生变化。群众更加认可和信任基层卫生服务，其服务利用出现增长趋势。近年来，群众对基层医疗卫生服务利用增长较快，2011 年比 2005 年增加 11.9 亿诊疗人次，增长了 45.7%；出院人数增加 2022 万，增长 1.2 倍。

三是城乡之间和地区之间差距逐步缩小。据调查结果显示，2003 年我国城乡居民享有基本医疗保障的比例分别为 55% 和 21%，城镇显著高于农村，而 2011 年这个比例分别为 89% 和 97%，农村反超城镇。根据监测数据显示，城乡居民的健康指标差距也在缩小，孕产妇死亡率的城乡比由 2005 年的 1:2.15 缩小为 2011 年 1:1.01；婴儿死亡率的城乡差距也从 0.72% 下降到 0.59%。农村住院分娩率的西部、东部地区差距由 2003 年的 34% 下降到 2010 年的 2%。这些数据充分说明了医疗卫生城乡统筹发展步伐加快，长期存在的城乡二元结构和地区差异正在发生深刻变化。

（三）卫生总费用发生重大结构性变化

2001 年，我国卫生总费用中的个人卫生支出比重高达 60%，政府预算卫生支出和社会卫生支出仅占 16% 和 24%；2010 年个人卫生支出的比重下降到35.5%，政府和社会卫生支出的比重分别提高到28.6%和35.9%。这一重大结构性变化说明我国卫生筹资结构趋向合理，居民负担相对减轻，公平性得到显著改善。同时，在业务接近饱和的情况下，广大医疗卫生工作者努力挖掘内部潜力，开展了一系列便民惠民措施，这既是医务工作者对医改的奉献，也拉近了与患者的距离，提高了服务对象的满意度。据调查，2011年与2008年相比，城市的住院患者不满意率下降7个百分点，农村下降13个百分点。

三、积极做好调研论证工作，制定好医改"十二五"规划

医改是一个宏大的系统工程，也是重大制度创新。根据党中央、国务院《中共中央国务院关于深化医药卫生体制改革的意见》（中发〔2009〕6号）和《医药卫生体制改革近期重点工作实施方案（2009—2011年）》，全国上下深入贯彻落实党中央、国务院关于医改的决策部署，三年五项重点工作和相关领域改革取得阶段性成果。随着医改的不断深入，改革难点问题将集中显现，体制性矛盾将集中暴露，工作难度将会更大。统筹谋划好医改"十二五"规划，对于巩固医改成果以及确保实现2020年医改目标至关重要。

2011年11月29日，国务院深化医药卫生体制改革领导小组第十次全体会议审议了《"十二五"期间深化医药卫生体制改革规划（2012—2015）》等文件。时任中共中央政治局常委、国务院副总理李克强指出，"十二五"期间，无论是推动基本公共卫生服务均等化，还是更好地满

足日益增长的健康需求，都需要提高医疗卫生服务水平。

2012 年 3 月，国务院正式出台《"十二五"期间深化医药卫生体制改革规划暨实施方案》（国发〔2012〕11 号），标志着新医改工作完成了转段工作。该规划明确了"十二五"期间，要以建设符合国情的基本医疗卫生制度为核心，在加快健全全民医保体系、巩固完善基本药物制度和基层医疗卫生机构运行新机制、深化公立医院改革等三个方面进行重点突破，标志着医改工作由 2009—2011 年的加快推进基本医疗保障制度建设、初步建立国家基本药物制度、健全基层医疗卫生服务体系、促进基本公共卫生服务逐步均等化和推进公立医院改革试点"五项重点"改革任务转变为"十二五"期间的"三项重点"改革任务，改革的难点和重点进一步聚集。推动基本医保由"扩大范围"向"提升质量"转变，基层机构由"强筋健骨"向"全面发展"转变，医疗卫生制度从"形成框架"向"制度建设"转变，公立医院改革由"局部试点"向"全面推进"转变，医疗卫生建设由"重硬件"向"重服务"转变。

这三个方面的重点任务，既是对"五项重点"改革任务的继承和发展，也是根据新形势、新要求进行的拓展和深化，体现了"十二五"期间承前启后、攻坚克难的阶段性特征，体现了建新机制、完善制度的核心任务。

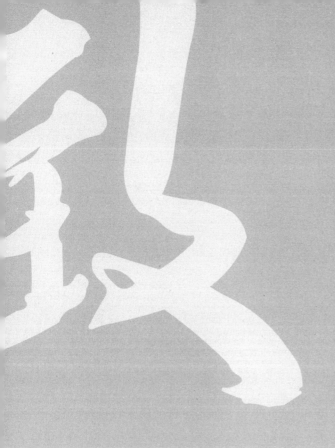

2012 年

医改 "十二五" 规划开局良好
县级公立医院成为重点

2012 年，注定是中华人民共和国历史上不平凡的一年，也是新医改再出发的一年！这一年，党的十八大胜利召开，作出了我国已经进入全面建成小康社会决定性阶段的基本判断，确立了 2020 年全面建成小康社会的目标和任务，我国进入了中国特色社会主义新时代。这一年，也是我国医改历史上不平凡的一年，在前三年取得阶段性成果的基础之上，拉开了医改"十二五"规划开局的大幕，新医改开启了新征程。这一年，医改将 2009—2011 年"五项重点"工作全面推进转变为在"三个方面"进行重点突破，逐渐走进了破除原有机制体制、触动既得利益分配格局的关键时期。基层医疗卫生机构综合改革由创新机制转向巩固完善，公立医院改革由局部试点向全面推进布局……2012 年，改革的东风再一次扬起医改大帆、掀起医改春潮。

一、"十二五"期间"八个方面"攻坚克难，"三个方面"重点突破

2012 年 2 月 22 日，时任国务院总理温家宝主持召开国务院常务会议，研究部署"十二五"期间深化医药卫生体制改革工作，认为医改仍然面临着一些突出的矛盾和问题，特别是体制性、结构性等深层次矛盾尚未得到解决，必须进一步加强组织领导，把改革持续推向深入。2012 年 3 月，《"十二五"期间深化医药卫生体制改革规划暨实施方案》（国发〔2012〕11 号）正式印发，为"十二五"期间医改工作指明了方向。早在 2012 年 1 月 5 日召开的全国卫生工作会议上，时任卫生部部长陈竺就表示，未来四年医改的深化仍然有诸多挑战，主要围绕八个关键问题攻坚克难：一是全面取消以药补医，理顺补偿机制；二是全面推进医保支付制度改革；三是强化新农合风险保护机制，合理设置管理体制；四是巩固完善基层医疗卫生机构运行新机制；五是全面建立信息公开制度，促进医疗机构良性竞争；六是创新工作方式，全面落实基本公共卫生服务均等化；七是全面推行药品集中采购；八是创新人才培养和分配激励机制。同时，在加快健全全民医保体系、巩固完善基本药物制度和基层医疗卫生机构运行新机制、深化公立医院改革等三个方面进行重点突破，标志着 2009—2011 年的"五项重点工作"转变为"十二五"期间的"三个重点突破"，改革的重点难点进一步聚集。

（一）加快健全全民医保体系建设

要求继续巩固扩大基本医保覆盖面，重点做好农民工、非公有制经济组织从业人员、灵活就业人员以及关闭破产企业退休人员和困难企业职工参保工作。提高基本医疗保障水平，到 2015 年，城镇居民医保和新农合政府补助标准提高到每人每年 360 元以上，三项基本医保政策范围内住院费用支付比例均达到 75% 左右。改革完善医保支付和医疗救助制度，积极发展商业健康保险。

（二）巩固完善基本药物制度和基层医疗卫生机构运行新机制

基本药物制度实施范围逐步扩大到村卫生室和非政府办基层医疗卫生机构。继续支持村卫生室、乡镇卫生院、社区卫生服务机构标准化建设，为基层医疗卫生机构培养 15 万名以上全科医生。

（三）积极推进公立医院改革

深化公立医院补偿机制改革，破除"以药养医"机制。建立现代医院管理制度，规范诊疗行为，调动医务人员积极性。2015 年要实现县级公立医院阶段性改革目标。

这三个方面既是对"五项重点改革"的继承与发展，也是根据新形势、新要求进行的拓展和深化，充分体现了"十二五"期间承前启后、攻坚克难的阶段性特征，体现了建立机制、完善制度的核心任务。"三项重点改革"的核心是要实现"三个转变"：即从打好基础向提升质量转变，从形成框架向制度建设转变，从试点探索向全面推进转变，"十二五"期间要在总结探索基础上全面推进。

二、深化公立医院综合改革试点，县级公立医院改革成为工作重点

在 2012 年全国卫生工作会议上，时任卫生部部长陈竺强调要"积极推进公立医院改革，加强对改革试点城市的总结评估，力争形成可向全国推广的经验，确定 300 个左右县（市）推进县级公立医院综合改革""推进县级中医医院综合改革"。为贯彻落实"十二五"医改规划，公立医院综合改革的"油门"进一步加大。

（一）加大培训力度，进一步统一思想认识

为进一步统一全国思想，2012 年 7 ~ 8 月，国家卫生部对全国 310 多位医改执行层面的领军人物——地市级卫生局局长、311 个国家试点县（市）的 960 余位分管县长、卫生局长、县医院院长分别进行县级公立医院综合改革试点政策培训，凸显了国家对医改"十二五"规划落地的重视，凸显了县级公立医院在我国医疗服务体系里承上启下的重要枢纽地位，凸显了对县级政府领导、卫生行政部门、公立医院的重视。培训班上，时任卫生部党组书记、副部长的张茅指出要紧紧抓住医保、医药、医疗三个重点环节。时任卫生部副部长的马晓伟打了这次培训的头阵，就我国医疗卫生体系的发展沿革及未来走向和大家关心的基本医疗卫生制度顶层设计、公立医院改革所面临的若干重点问题以及县医院改革，与地市卫生局局长们一起讨论和交流。同时，国务院医改办、中编办、财政部、人社部的有关负责同志围绕"十二五"期间深化医药卫生

体制改革规划及实施方案，关于县级公立医院综合改革试点意见及相关的财政政策等五个板块进行了全面系统的梳理解读。局长们反映，这种培训有助于全面、深入、准确地理解和把握医改政策的最新进展以及面临的问题。

（二）加大探索力度，有计划地推进县级公立医院改革

2012 年，国家积极破除以药补医机制，制定实施《全国医疗服务价格项目规范（2012 年版）》，对 204 个病种的收（付）费项目进行了规范，探索建立理顺医疗服务价格、增加政府补助及医院合理控费的科学补偿机制。2012 年，县级公立医院改革成为公立医院改革的重点，国家从中选取了 311 个试点县的公立医院作为国家级试点，中央财政补助每个试点县 300 万元，在全国吹响了县级公立医院综合改革的"冲锋号"。除国家确定的 311 个试点县外，各省份也确定了 454 个省级试点县。其中，2012 年 2 月 16 日，陕西省召开了全省医药卫生体制改革暨县级公立医院综合改革启动大会。时任陕西省委书记赵乐际出席会议，省委书记、省长担任医改领导小组组长，当年 9 月，陕西省 107 个县（市、区）全面启动县级公立医院改革。同样由"一把手"省长担任医改领导小组组长的青海省，要求省、市、县三级政府"一把手"担任医改领导小组组长，将医改工作纳入年度考核指标体系，实行"一票否决"。在2012 年上半年 14 所县级公立医院综合改革试点基础上，下半年所有县级公立医院改革工作全面推开，一系列行之有效改革措施，被国务院医改办评价为"多项举措全国前列，经典做法绝无仅有"。在破除以药补医机制方面，河北省创造了"6∶3∶1"补偿新模式，即：60% 通过调整医疗服务价格补偿，30% 由财政补偿，10% 由医院自行消化。截至 2012

年7月，全国已有19个省份的600多所县级医院进行县级公立医院改革的探索。

（三）城市公立医院综合改革稳步推进

为进一步推进城市公立医院综合改革，2012年初，卫生部决定从2月10日至3月10日，按照《关于开展公立医院改革试点评估工作的通知》和《公立医院改革试点评估方案》要求，对2010年国家确定的17个公立医院改革试点城市开展现场调查。在此基础上对公立医院改革试点工作进行全面评估，为形成向全国推广的公立医院改革基本路线奠定基础。2012年3月，深圳市通过了《深圳市公立医院医药分开改革实施方案》，决定取消社会医疗保险定点医疗机构医保目录药品加成；5月18日，北京市召开公立医院改革试点启动暨医改工作会议，探索"两个分开、三个机制"，先期选择首都医科大学附属北京友谊医院、首都医科大学附属北京朝阳医院、首都医科大学附属北京同仁医院、北京积水潭医院、首都医科大学附属北京儿童医院5家市属公立医院，分别在医药分开、法人治理运行机制、医保付费机制等不同方面进行试点；随后，辽宁省鞍山市公开选聘院长，进行医院治理结构新尝试；上海市采取"调结构、促转型""三二一"齐步走等做法，力求取得新进展。一时间，触及公立医院核心改革的序幕拉开了。

三、中国医改"特色"明显，"四个基本"成效显著

2012年，是党的十八大胜利召开之年，是深化医改的关键之年。通

过 2009—2012 年四年的艰苦努力，初步形成了具有"中国特色"的医改和医改的"中国特色"。一是在指导思想上，坚持了"三个基本"，即坚持把基本医疗卫生制度作为公共产品向全民提供的基本理念，坚持保基本、强基层、建机制的基本原则，坚持统筹协调、突出重点、循序渐进的基本路径。二是在实现路径上，坚持了从基本入手、从基层改起、从基础做起。三是在重点突破上，坚持把体制机制创新放在突出的位置。四是在政策设计上，坚持从实际出发，认识和把握事物的规律。五是在组织实施上，坚持建立强有力的领导体制和推进机制。六是在改革过程上，很多改革都聚集在基层，坚持把维护人民群众健康权益放在第一位，努力缩小不同区域、不同层次人群医疗卫生服务差距，让最贫穷、最困难的人群优先得到改革实惠，形成了多种叠加效应，各项政策的能量逐步形成，效果突出明显，2012 年"四个基本"成效明显。

（一）基本医疗保障制度进一步健全，保障力度和保障水平进一步提高

国家对基本医保的补助标准逐年提高，2012 年新农合、城镇居民补助标准提高到 280 元，三项医保支出总额达到 9000 亿元。基本医保政策范围内的报销水平也逐年提高，政策范围内新农合报销比例超过 75%，城镇居民医保报销水平达到 70%。2011 年 8 月，作为国家级贫困县的湖南省桑植县，参合农民只需缴付 150 元的"门槛费"，便可在全县 46 个乡镇卫生院享受住院费用"全报销"待遇，不仅高于此前 80% 的报销水平，也普遍高于全国乡镇卫生院的平均水平，在全国率先实现农民在卫生院住院全报销。2012 年，湖南省卫生厅在全省推广了"桑植模式"。江西省通过建立组织协调机制、经费筹措机制、质量保障机制、

医保支付机制、招标采购机制、考核激励机制等，2009 年起在全省实施"光明·微笑"工程。截至 2012 年底，累计有 20.2 万例白内障患者、9121 例唇腭裂患者得到免费救治；2010 年在全省开展儿童"两病"免费救治，累计 427 例儿童白血病、5291 例先天性心脏病患者得到免费救治；2011 年在全省开展尿毒症免费救治，9193 例尿毒症患者接受免费透析；2012 年 10 月启动全省贫困家庭重症精神疾病患者免费救治，约有 4.4 万名患者得到免费救治，创造了大病免费救治的"江西经验"。

（二）基层医改成果得到进一步巩固完善

一是中央财政加大投入力度。四年共投入 1300 多亿元用于基层医疗卫生机构硬件建设以及包括卫生院医师招聘、万名医师支援农村、订单定向免费培养医学生等软件建设，支持实行绩效工资制度改革等。二是认真贯彻国办《关于巩固完善基本药物制度和基层运行新机制的意见》，积极协调解决儿童用药、短缺廉价药品供应问题，遴选了一批基本药物定点生产试点品种。三是改进基层医疗卫生机构考核制度，全面推行绩效工资。印发《关于建立住院医师规范化培训制度的指导意见》。进一步完善乡村医生养老政策，11 个省份出台具体措施，基层网底得到夯实。积极推进设置规划、人员准入、执业管理、业务、药械、财务和绩效考核等方面的乡村卫生服务一体化管理，安排村卫生室承担 40% 左右的基本公共卫生服务任务。2012 年，农村三级医疗卫生机构门诊量达 37.68 亿人次，全国县级（含县级市）医院诊疗达 8.7 亿人次，乡镇卫生院达 9.68 亿人次，村卫生室达 19.3 亿人次。全国县级医院入院人数为 5992.8 万，比上年增加 997.5 万；乡镇卫生室入院人数为 3865 万，比上年增加 416 万。

（三）建立起基本公共卫生服务均等化服务体系

人均基本公共卫生服务经费标准提高到 25 元。完善国家基本公共卫生服务管理机制，充分发挥专业公共卫生机构作用，指导基层医疗卫生机构落实各项任务。2012 年，国家基本公共卫生服务项目增加到 10 个大类，对于一些重大疾病与流行病的防治，在服务内容、服务项目、服务标准方面都有了具体规定和要求。城乡居民健康档案规范化电子建档率达到 60% 以上，高血压、糖尿病患者规范化管理人数分别达到 6500 万和 1800 万。排查发现的所有重性精神病患者纳入管理范围。加强国家免疫规划疫苗接种工作。提高流动人口以及农村留守儿童和老人公共卫生服务可及性。加强健康促进与教育，倡导健康的生活方式，引导科学就医和安全合理用药。实施重大公共卫生项目，做好传染病、慢性病、职业病、重性精神病、重大地方病等严重危害群众健康的疾病防治。完善专业公共卫生服务网络，继续支持农村院前急救体系和县级卫生监督机构建设，加强重大疾病防控和食品安全风险监测能力建设。

（四）基本药物长效补偿机制初步建立，启动《国家基本药物目录》（2012 年版）制定工作

实行基本药物制度后，全国基层医疗卫生机构使用的基本药物价格平均下降了 30%。其中 2009—2011 年中央财政投入补助资金 120 亿元。2012 年起，从中央到地方，各级财政建立了稳定补偿机制，每年投入 91 亿元，其中 21 亿元用于支持村医的基本药物制度的实施。根据国务院"十二五"医改规划和 2012 年工作安排，按照国家基本药物目录实行动态管理，遵循每 3 年调整一次的要求，卫生部着手进行 2012 年版

目录的制定工作。7 月上旬，国家基本药物工作委员会召开全体会议，审议通过了工作方案并建立健全部门协调工作机制。随后，卫生部组织了 3100 余名医药、临床专家，对遴选目录中基本药物的安全性、有效性和经济性进行研究论证。同时充分听取和吸收采纳各方面意见，使整个目录制定工作平稳，进展顺利。11 月下旬，国家基本药物工作委员会再次召开全体会议，审议通过 2012 年版目录，并向国务院医改领导小组汇报有关情况。

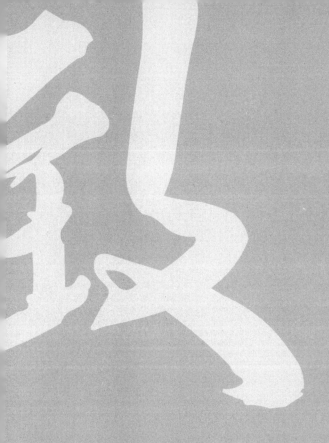

2013 年

贯彻党的十八大精神 推进健康
服务业发展

　　2012 年 11 月 8 日，党的十八大在北京胜利召开，选举产生了新一届中央委员会和中央政治局常委，我国进入了中国特色社会主义新时代。党的十八大作出了我国已经进入全面建成小康社会决定性阶段的基本判断，确立了到 2020 年全面建成小康社会的目标和任务。2012 年 11 月 29 日，习近平总书记在参观《复兴之路》展览时，首次提出"中国梦"，核心为"两个一百年"的奋斗目标，这一切的基础是中国人民的健康。要实现中国梦，首先要实现中华民族的健康梦。2013 年 11 月 9 日，党的十八届三中全会明确提出：改革开放永无止境，停顿和倒退没有出路；改革开放只有进行时、没有完成时；敢于啃硬骨头，敢于涉险滩。进一步吹响了向深水区挺进的进军号。2013 年，卫生领域也发生了深刻变革。3 月 16 日，国家卫生和计划生育委员会正式成立，中国医改翻开了新的一页，为健康梦、中国梦的实现增添了信心与力量。

一、机构改革顺利推进，增设体制改革司并加挂国务院医改办牌子

组建国家卫生计生委是国务院机构改革的一项重大决策部署。2013年3月，第十二届全国人民代表大会第一次会议决定将卫生部职责、人口计生委的计划生育管理和服务职责整合，组建国家卫生和计划生育委员会。6月18日，备受关注的国家卫生计生委"三定"方案正式对外公布，内设21个司局。方案加强了体制改革、规划信息、行业监管、宣传倡导和综合监督，强化了计划生育基层指导、家庭发展和流动人口服务管理等职能。将原国家人口计生委的人口规划和发展战略职能划拨到国家发展改革委。

"三定"方案中，最大亮点是新增设的体制改革司（以下简称体改司），由原卫生部应急办主任、部医改办主任梁万年出任该司司长。该司被赋予承担国务院深化医药卫生体制领导小组办公室的具体工作，这一重大变化迅速引起医疗卫生界和医改界的高度关注。国家卫生计生委相关负责人多次表示，医改办设立在国家卫生计生委，是国家深化改革过程中解决职责交叉提高行政效能的体现。体改司承担国务院医改办具体工作，负责组织、协调、督导有关部门研究、落实医改的重大方针、政策和措施，推进公立医院改革，为推动医改提供强有力的组织保证。国务院医改办的调整和体制改革司的成立也被外界视为国家卫生计生委将在医改中承担更多责任的一个信号。

此前，国务院医改办设在国家发展改革委，由国家发展改革委副主

任孙志刚担任医改办主任。此次机构改革中，孙志刚调任国家卫生计生委副主任（正部长级）兼任国务院医改办主任，梁万年担任体改司司长并兼任国务院医改办专职副主任。

二、圈定 26 项医改任务，全面落实党的十八大精神

2013 年 6 月 28 日，全国医改工作电视电话会议在北京召开。中共中央政治局常委、国务院总理李克强作出重要批示，提出了要把推进医改作为保障和改善民生的重要任务，坚持保基本、强基层、建机制，向深化改革要红利，把基本医疗卫生制度作为公共产品向全民提供，努力办好人民满意的医疗卫生事业的要求。国务院办公厅印发的《深化医药卫生体制改革 2013 年主要工作安排》（以下简称《工作安排》）要求各部门全面贯彻党的十八大精神、全面实施"十二五"医改规划，着力加快各项医改重点工作的配套改革，巩固已有成果，在重点领域和关键环节取得新突破。

（一）各部门工作任务分工明确

《工作安排》根据国务院"十二五"医改规划提出的重点任务和主要目标，特别是对《2013 年政府工作报告》和国务院第一次全体会议提出的深化医改重点任务进行了分解，共计 26 项工作任务，涉及加快健全民医保体系、巩固完善基本药物制度和基层医疗卫生机构运行新机制、积极推进公立医院改革、统筹推进相关领域改革等 4 个方面。其

中，国家卫生计生委牵头 18 项（3 项和人力资源社会保障部分别负责）、发展改革委牵头 3 项、财政部牵头 2 项、人力资源社会保障部牵头 5 项、中编办牵头 1 项。配合部门涉及教育部、工信部、民政部、商务部、国资委、保监会、食药监总局、中医药局等 8 个部门。

（二）关键环节取得新突破，深化医改成效明显

一是全民医保体系建设加快推进。城乡居民医保政府补助标准提高到每人每年 280 元。到 2013 年底，全国新农合参加人数超过 8 亿，政策范围内住院费用报销比例达到 75% 左右。90% 的统筹地区实现了省内异地就医即时结报，国家新农合信息平台与 9 个省级平台和部分大型医疗机构试点联通，为跨省就医费用核查结报奠定了基础。28 个省份实施大病保险试点，疾病应急救助制度初步建立，注重发挥保民生、兜底线的作用。二是基层医改成果得到巩固完善。认真落实国办《关于巩固完善基本药物制度和基层运行新机制的意见》，新版国家基本药物目录正式实施，涵盖药品 520 种，基本药物制度已覆盖全国 80% 以上的村卫生室。积极协调解决儿童用药、短缺廉价药品供应问题，遴选了一批基本药物定点生产试点品种。改进基层医疗卫生机构考核制度，全面推行绩效工资。会同有关部门印发《关于建立住院医师规范化培训制度的指导意见》，提高医师临床能力，实现医师培训制度与国际接轨。出台《全科医生特设岗位计划试点工作暂行办法》，在安徽、湖南、四川、云南 4 个省份启动试点。首批认定全科医生临床培养基地 200 个。出台《全国乡村医生教育规划（2011—2020 年）》，开展乡村医生执业（助理）医师考试试点，推进乡村医生签约服务试点工作。进一步完善乡村医生养老政策，11 个省份出台了具体措施，基层网底得到巩固。三是公立医院

改革力度不断加大。积极破除以药补医机制，制定实施《全国医疗服务价格项目规范（2012 年版）》，制定了 204 个病种收（付）费规范，探索建立理顺医疗服务价格、增加政府补助及医院合理控费的科学补偿机制。开展第一批 311 个县级公立医院改革试点评估工作，继续推进城市公立医院综合改革试点工作。

（三）统筹推进相关领域改革成效显著

一是中医药特色和优势得到进一步发挥。在国家基本公共卫生服务项目中首次设立并实施中医药健康管理服务。全面启动"中医药服务百姓健康推进行动"，实施基层中医药服务能力提升工程、中医治未病健康工程、"中医中药中国行·进乡村、进社区、进家庭"活动，使中医药更加深入基层、惠及百姓。二是社会办医取得新进展。制定了《关于加快发展社会办医的若干意见》，加快推进社会办医。截至 2013 年底，民营医院达到 1.1 万多家，比上年增加 1500 多家，诊疗服务量同比增长 13.6%。三是信息化建设步伐加快。研究制定人口健康信息化工作的总体框架，印发《关于加快推进人口健康信息化建设的指导意见》，统筹推进各项信息系统建设。

三、深化公立医院综合改革，在"三个方面"全力推进

截至 2013 年 8 月，全国将近 2000 多个县及县以上医疗机构开展了以取消以药补医机制为关键环节的综合改革。有些省份的县级公立医院

已经全面取消以药补医机制，有些省份延伸到地市一级医疗机构，公立医院改革正在按照既定计划稳步推进。

（一）搞好第一批试点评估，深化县级公立医院改革

为进一步深化县级公立医院综合改革，为全面铺开县级公立医院综合改革打好基础，2013 年，国务院医改办会同国务院医改领导小组相关部门、国务院医改专家委员会成员和相关专家共同对第一批县级公立医院综合改革试点开展评估。评估分为地方自评、现场评估两个阶段。评估内容包括县级政府办医责任落实情况、取消药品加成医院补偿情况、人事分配制度改革情况、药品采购机制建立情况、医院管理制度完善情况、县域医疗服务体系完善情况、加强行业监管情况、医德医风建设情况、鼓励社会办医情况等 11 个方面。11 月初，国务院医改办专职副主任梁万年通报了对 311 个县级公立医院改革国家试点县的初步评估结果。评估结果显示，试点县基本取消了 15% 的药品加成。此外，陕西、安徽、浙江、青海在全省推开该举措，全国范围内已有 700 多个县取消了药品加成。在取消 15% 药品加成后，各地对医院减少的收入采取三种补偿模式。一是通过增加财政投入补偿，如陕西、青海。二是通过调整医疗服务价格补偿，如浙江。三是通过调整医疗服务价格和增加财政投入双管齐下补偿，多数省份均采取这种模式。如安徽省，政府财政补偿 25%，其余 75% 通过调整医疗服务价格补偿；如河北省，30% 由政府财政补偿，60% 通过调整医疗服务价格补偿，另外 10% 通过医院开源节流、降低成本自行消化解决。2013 年底，国家启动了第二批县级公立医院综合改革试点县 700 多个。

（二）公立医院综合改革力求在三个方面取得突破

在 2013 年中国医院院长论坛上，国家卫生计生委体制改革司司长梁万年表示，到 2015 年，公立医院改革将在三个方面推进，公立医院便民惠民进一步强化，继续推进 17 个试点城市公立医院体制机制综合改革。芜湖市作为全国 17 个公立医院改革试点城市之一，2011 年 10 月，在全国率先实施公立医院药品零差率销售，触动了"药商奶酪"，提前三年完成市、县两级 16 家公立医院药品零差率销售改革任务。2013 年 2 月，又启动了公立医院骨科高值医用耗材集中采购、规范管理和零差率销售改革，开始触动高值医用耗材经销环节的"奶酪"。推进县级公立医院改革是未来几年中最重要的任务。梁万年表示，全国有2900 多个县（市、区），几千家县级公立医院，2012 年启动了 311 个县的改革，计划到 2015 年全面推开，县级公立医院改革将是未来一段时间的重点。同时，梁万年还进一步明确了县级公立医院改革的几个核心任务。一是要保证改革的公益性，二是要在人事制度改革上突破，三是完善县级医疗机构药品耗材采购机制，四是推进支付方式改革，五是取消以药补医。

四、《国家基本药物目录》（2012 年版）公布实施，基层综合改革再深化

2013 年 2 月 10 日，国务院办公厅印发《关于巩固完善基本药物制度和基层运行新机制的意见》；3 月 15 日，国家卫生部公布《国家基本

药物目录》（2012 年版），基层综合改革进入全面深化阶段。目录分为化学药品和生物制品、中成药、中药饮片三个部分，其中包括化学药品和生物制品 317 种、中成药 203 种，共计 520 种，比 2009 年版基本药物目录增加 213 种。与 2009 年版基本药物目录主要面向基层医疗卫生机构不同，2012 年版基本药物目录面向全国各级医疗机构，于 2013 年 5 月 1 日起正式实施。

2013 年 6 月 6 日，国家卫生计生委、财政部、国家中医药管理局联合印发《关于做好 2013 年国家基本公共卫生服务项目工作的通知》，将2013 年人均基本公共卫生服务经费补助标准提高到 30 元。新增经费主要用于做实、做细、做深现有基本公共卫生服务，进一步扩大受益人群范围，强化基础性服务项目。2012 年 9 月中旬，国务院派出 6 个督查组，对 12 个省（区）贯彻落实国务院有关基层医改政策情况进行专项督查。随后，国务院医改办又会同有关部门组成 10 个督查组，对其余18 个省（区、市）及新疆生产建设兵团开展了相关督查。督查结果表明：

一是在政府办基层医疗卫生机构全部实施基本药物制度的基础上，山西、江苏、安徽、陕西等省实现了基本药物在村卫生室全覆盖，北京、天津、海南、四川、青海在半数以上的非政府办基层医疗卫生机构实施了基本药物制度，药价明显低于当地零售药店。二是超 70% 的医务人员认为收入增加。各地按照中央要求重新核定编制，基层医疗卫生机构编制总量增加，服务职能得以强化。实行了全员聘用和岗位管理制度，建立起了能上能下、能进能出的用人机制。绩效工资比例提高，有的达到 70%。乡村医生待遇明显改善，各地从财政补助、新农合补偿和政府购买基本公共卫生服务等三个方面，完善乡村医生补偿措施。安徽、河南、湖北等省对连续从事乡村医生 10 年以上、到年龄后退出的乡村医生，每人每月给予 300 元生活补助，广东省将补助提高到了每月 900 元；江苏省超过 90% 的乡村医生参加了职工养老保险。调查问卷显示，在实施编制、人事和分配制度改革后，70% 的基层医务人员反映收入增加了，近 90% 的人员反映工作积极性提高了，90% 以上人员反映总体工作量增加了。三是大多数省份出台了新的基层医改方案。截至 2013 年底，全国有 20 多个省份出台了落实《国务院办公厅关于巩固完善基本药物制度和基层运行新机制的意见》的实施方案。调查结果显示，超过 90% 的群众反映看病更方便了，超过 80% 的群众反映看病便宜了，患者对环境的满意度得到大幅提升。12 月 25 日，全科医生特设岗位计划试点工作启动会在安徽省合肥市召开。国家卫生计生委会同财政部、人社部、国家中医药管理局、国务院医改办印发《关于开展全科医生特设岗位计划试点工作的暂行办法》，基层综合改革进一步深化加强。

五、老龄化问题进一步凸显，健康服务业成为关注热点

促进健康服务业发展是第十二届中央政府在医疗健康领域的重要施政理念。我国自 1999 年进入老龄化社会后，快速进入了中度甚至是重度老龄化。据 2012 年我国社会服务发展统计公报显示，2012 年我国 60 岁及以上老年人口数量接近 2 亿，占总人口的 14.3%。据当时权威机构预测，2025 年，这个数字将突破 3 亿。同时，还面对着城市化、老龄化、疾病谱变化以及环境不断恶化的挑战，我国慢性病高发，居民健康

水平受到严重影响和严峻挑战。

2013 年 8 月 28 日，国务院总理李克强主持召开国务院常务会议，研究部署促进健康服务业发展。提出要在保障人民群众基本医疗卫生服务需求基础上，充分调动社会力量，加快发展内容丰富、层次多样的健康服务业。9 月 28 日，国务院《关于促进健康服务业发展的若干意见》正式发布。该《意见》指出：到 2020 年，健康服务业总规模将达到 8 万亿元以上，基本建立覆盖全生命周期、内涵丰富、结构合理的健康服务业体系，打造一批知名品牌和良性循环的健康服务产业集群，并形成一定的国际竞争力，成为推动经济社会持续发展的重要力量。医疗卫生服务是健康服务业的关键环节和核心内容，提出了社会资本、各个阶层非禁即入原则。

2013 年，我国健康服务业的产值只占 GDP 的 6% 左右，而当时美国已经占到 17.6% 。健康服务业包括医疗护理、康复保健、健身养生以及与健康相关的众多领域，是现代服务业的重要内容和薄弱环节。促进健康服务业发展，重点在增加供给侧、改革供给侧，核心是要确保质量，关键是靠改革创新。2013 年，我国 66 家与健康服务业有关的上市公司中，63 家为制造企业，3 家为服务业。而美国健康服务业前 20 名企业中，17 家为服务业，仅 3 家为制造业。这个数据直接地告诉我们，对于我国的健康服务业，还有很大的想象空间。

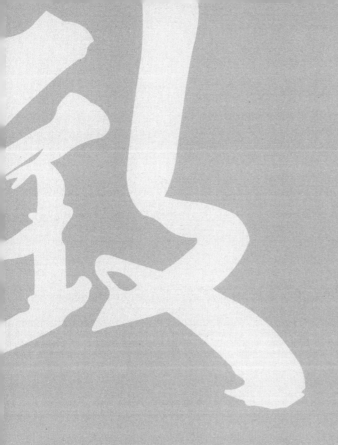

2014 年

"三项重点" 工作再突破
医师多点执业再升温

2014 年，我国医改进入第六个年头，各项改革任务取得了可喜成绩，给社会带来了诸多红利。但是，随着改革进入深水区，在原有体制机制框架下进行调整的空间已越来越小。在改革深水区前行，就必须触及原有体制机制，通过体制机制创新释放改革红利，激发改革的内在动力。2014 年 3 月 25 日，李克强总理召开国务院常务会议时，确定了五项重点工作：全民医保制度建设、县级公立医院综合改革、有序放宽社会力量办医、完善基本药物制度和基层服务网络、规范药品流通秩序。同时，促进医学人才培养模式改革、大病保险全国试点推开、多部门联手推进医疗责任保险、多省探索分级诊疗、社会办医步伐明显加快、生育政策 30 年来最大调整、治理暴力伤医、药价改革破冰等一系列政策相继出台，改革力度越来越大。

一、全面深化医改，三个重点领域取得积极进展

2014年，全国医改战线紧紧围绕党中央、国务院确定的医改重点任务，坚持问题导向，加强顶层设计，在关键领域和重点环节推出多项改革政策措施，进一步释放改革红利。

（一）健全全民医保体系，进一步织密医保这张网

2014年，各级财政对新农合和城镇居民医保的人均补助标准提高到320元，新农合政策范围内门诊和住院费用的政策内报销比例分别保持在50%和75%以上，省内异地就医即时结报政策得到完善，国家信息平台与16个省级平台互联互通，制定了204个病种付费规范，57%的试点县探索实施了按病种付费，试点县的医疗费用得到有效控制。2014年2月8日，国务院医改办发布《关于加快推进城乡居民大病保险工作的通知》，所有省份都开展了大病保险试点工作，全年筹资155亿元，243万人受益，大病患者实际报销比例提高10~15个百分点。其中，山东、天津、吉林、甘肃、青海等10个省份在全省推开大病保险并实行省级统筹。建立疾病应急救助制度，全年有33万人获得救助，解决了医院承担紧急救治任务的后顾之忧。大力发展商业健康保险，积极探索建立基本医保、大病保险、医疗救助和疾病应急救助的衔接机制，同时以商业保险进行补充，形成了互助共济、保障基本、兜住底线、满足多样、有效衔接的医疗保障整体思路。随着筹资水平的不断提升，住院医疗费

用补偿比例也逐年上升，2014 年职工医保、城镇居民医保和新农合政策范围内住院费用支付比例分别达到 80%、70% 和 75%，实际补偿比均达 50% 以上。门诊统筹进一步得到推进，门诊补偿水平明显提高，2014 年在新农合门诊统筹地区，参合农民次均门诊费用为 45.5 元，实际补偿比为 54.7%，比 2013 年提高 2.8 个百分点。

（二）公立医院改革取得实质性进展，试点地区扩容增量

2014 年 3 月 26 日，国家卫生计生委、财政部、中编办、发展改革委、人力资源社会保障部五部门印发了《关于推进县级公立医院综合改革的意见》（国卫体改发〔2014〕12 号）。4 月 4 日，国务院召开推进县级公立医院综合改革电视电话会议，明确提出 2014 年县级公立医院综合改革要覆盖 50% 以上的县市，第二批县级公立医院综合改革试点县新增 700 个。6 月，财政部与国家卫计委下达改革试点补助资金 39.7 亿元，每个试点县补助 300 万元。实际到 2014 年底，国家级和省级试点县增加到了 1363 个，2400 多家县级公立医院破除了以药补医机制。2014 年，国务院医改办先后举办了省部级干部深化医改专题研讨班、省级卫生计生委主任培训班和 24 期县级公立医院改革试点培训班。6 月 13~14 日，国家卫生计生委、财政部在福建省三明市联合召开城市公立医院综合改革试点座谈会。时任国家卫生计生委主任的李斌提出，城市公立医院综合改革要坚持四个基本原则：一是坚持公益性，二是突出联动性，三是重在突破性，四是发挥示范性。在对首批 17 个国家公立医院综合改革试点城市评估的基础上，国家级试点城市增加到 34 个，省级试点城市达到 37 个。

2014 年，27 个省份完成了试点县卫生计生行政部门负责人不在医

院兼职的专项清理。试点地区县域内医疗服务能力得到提高，就诊率达到85%以上，医务工作者对改革的认同度达到82%，群众对医改和就诊体验的满意度达到96%。其中，浙江省从4月1日开始，率先在全国推行全省范围内取消药品加成，药品收入占总收入比例由原来的48%下降到41%。10月14日，北京市公布《北京市继续深化医药卫生体制改革的若干意见》，时任北京市医改办主任的韩晓芳解读说，该《意见》是对北京医改未来5~8年的总体设计，较好地解决了过去单兵推进专项改革合力不足的问题。

（三）基本药物制度和基层服务网络进一步巩固完善

2014年，各省为贯彻落实国务院办公厅《关于巩固完善基本药物制度和基层运行新机制的意见》（国办〔2013〕40号）出台相应的配套文件。进一步完善基层医疗卫生机构药品配备使用管理，满足慢性病患者基层用药需求。做好常用低价药品和儿童用药供应保障工作，已完成7个品种的定点生产工作。5个试点省份实现了省级药品集中采购平台与国家监测平台的互联互通。基层综合改革不断深化补偿机制、人事分配、绩效考核、基本药物采购配送等改革。国家在17个省的34个县开展了基层卫生综合改革重点联系点工作，启动实施"建设群众满意的乡镇卫生院"活动，出台《村卫生室管理办法》，加强乡村医生队伍建设，转变基层服务模式，促进基层新机制完善定型。基本公共卫生服务经费新增部分全部用于社区卫生服务中心（站）和购买村医服务，村医收入进一步提高，"健康守门人"作用进一步增强。

（四）社会办医政策进一步放宽

促进社会办医是深化医改、促进健康服务业发展的一个重点，同时也是扩大医疗服务资源、满足人民群众多样化、多层次医疗服务需求的一个重要途径。2013 年 9 月，国务院发布《关于促进健康服务业发展的若干意见》（国发〔2013〕40 号）促进健康服务业发展的政策，社会办医的政策环境越来越好，明确提出了"四个放宽"与"一个简化"，即放宽举办主体、放宽人才流动、放宽服务领域、放宽大型医疗设备配置，简化审批流程，提高办事效率。还明确提出，凡是法律没有明令禁入的领域，社会资本都可以进入。2014 年 1 月 9 日，国家卫生计生委、国家中医药管理局正式对外发布《关于加快发展社会办医的若干意见》，把社会办医政策变得操作性更强了。2014 年 4 月 9 日，国家发展改革委、国家卫生计生委、人社部联合发布《关于非公立医疗机构医疗服务实行市场调节价有关问题的通知》（发改价格〔2014〕503 号）。2014 年 11 月 5 日，国家卫生计生委、国家发展改革委、人力资源社会保障部、国家中医药局和中国保监会联合印发《关于推进和规范医师多点执业的若干意见》。截至 2014 年底，全国民营医院达到 1.2 万个，同比增加 1100 多家，诊疗服务量同比增长 13.4%。

（五）加强药品供应保障

进一步完善公立医院药品集中招标采购的政策措施，着力于治理药品价格虚高，助力公立医院在改革方面下功夫。有关部门加强协调配合，共同推进低价药品供应保障工作，解决部分常用低价药品出现供应不足甚至断供情况，努力满足患者用药需求。推进药品流通领域改革，规范流通秩序，减少流通环节，提高流通效率，启动短缺药品定点生产的有关工作。2014 年 11 月，国家发展改革委发布了《推进药品价格改革方案（征求意见稿）》，向多个医药协会征求意见，启动了药品定价历史上最大规模的改革。该方案提出，从 2015 年 1 月 1 日起取消政府制定最高零售限价或出厂价格，通过医保控费和招标进行采购，由市场竞争形成药品实际交易价格。

二、统筹相关领域改革，各项改革有序推进

在重点工作领域取得突破的同时，相关领域各项工作有序推进。

（一）人才队伍建设取得重要突破

紧紧抓住人才培养这一治本之策，2014 年 11 月 27 日，教育部等六部门印发《医教协同深化临床医学人才培养改革的意见》（教研〔2014〕2 号），要求到 2020 年，基本建成院校教育、毕业后教育、继续教育 3 个阶段有机衔接的规范化临床医学人才教育培养体系，基本形成 "5 + 3" 人才培养新模式。基层全科医生增加 3 万人，在安徽、湖南、四川、云南等 4 省启动全科医生特岗计划试点，1000 多名全科医生到岗工作。招收 5600 多名农村订单定向免费医学生，为基层储备全科医生人才。

（二）公共卫生工作持续推进

人均基本公共卫生服务经费提高到 35 元。为 600 多万农村妇女进行了 "两癌" 筛查，为 1100 多万农村夫妇提供了国家免费孕前优生健康检查，为 860 万农村住院分娩孕产妇进行了补助，为贫困地区试点县

的 82 万婴幼儿免费提供了营养包，地中海贫血防控项目扩大至 10 个高发省份，第 3 轮艾滋病综合防治示范区覆盖近 3 亿人口，血吸虫病疫情降至历史最低水平，扎实推进重大公共卫生妇幼服务项目。

（三）医疗服务能力和质量进一步提升

按照国家卫生计生委《全面提升县级医院综合能力工作方案》要求，第一阶段要提升 500 家县级医院服务能力（2014—2017 年），第二阶段要全面提升县级医院综合能力（2018—2020 年）。依据深化城乡医院对口支援的意见和方案，建立了城市医师下基层新机制。全国 1640 家三级医院与 3758 家县医院建立对口支援关系，2.6 万名县级医院骨干医师接受了上级医院培训，培训农村卫生人员 56 万人次，支援乡镇卫生院 3644 所。强化医疗质量和技术管理工作，临床路径应用医院达到 6300 多家。强化医院合理用药、合理检查管理，全国住院患者抗菌药物使用率下降 2.4 个百分点。印发规范院前医疗急救管理工作方案。

（四）中医药工作稳步推进，健康服务业加快发展

完善中医药工作机制，印发《关于在卫生计生工作中进一步加强中医药工作的意见》。推进公立中医医院综合改革试点，积极推进健康旅游业发展。深入实施基层中医药服务能力提升工程。评选表彰了第二届国医大师 30 名。国际标准化组织发布第一批中医药国际标准。

（五）医疗秩序呈现可喜变化

2014 年全国各地暴力伤医恶性事件频发且有愈演愈烈之势，引起高

层关注。要求坚持"两手抓"，一手抓依法治理，打击涉医犯罪和"医闹"行为，一手抓"三调解一保险"长效机制建设。2014 年 2 月 22 日，最高人民法院等五部门印发《关于依法惩处涉医违法犯罪维护正常医疗秩序的意见》，明确六类涉医违法犯罪行为并提出处理措施，为行医安全提供了法律保障。2014 年 7 月 11 日，国家卫生计生委等五部门印发《关于加强医疗责任保险工作的意见》，要求到 2015 年底前，全国三级公立医院参加医疗责任保险的比率应达到 100%；二级公立医院参保率应达到 90% 以上，达到应保尽保；鼓励引导非公立医院医疗机构参保。建立医疗质量安全事件责任分担机制。2014 年 5 月 1 日，江西省出台了我国首部以省为单位的地方性医疗纠纷处理法规《江西省医疗纠纷预防与处理条例》，被誉为"江西模式"。医疗纠纷预防处置"组合拳"打出了成效，2014 年 1 ~ 11 月底，我国涉医违法犯罪案件同比下降 10.6%，医疗纠纷数量同比下降 18%，人民调解成功率在 85% 以上，全国共有 5 万多家医疗机构参加医疗责任保险，6000 余家医疗机构参加医疗风险互助金。

（六）信息化建设步伐持续加快

IT 时代的中国数字化医院出现四大趋势：一体化、可视化、移动化、社交化。国家卫生计生委制定《人口健康信息管理办法》，开展居民健康信息服务试点工作，在福建召开了信息化建设现场会；印发《推进医疗机构远程医疗服务的意见》，有 2000 多家医疗机构开展远程医疗服务，应用电子病历的医院超过 8000 家。医院"云时代"到来，让医疗服务更加"行云流水"。

三、医师多点执业渐成趋势，2014 年国家发文再升温

推进医师多点执业，一直被看作是深化医改、促进社会力量办医的一项重大举措。无论是《关于医师多点执业的若干意见（征求意见稿）》向社会征求医师多点执业的意见，还是被媒体炒作为最为大胆、条款具体的《浙江省医师多点执业实施办法（征求意见稿）》公开征求意见的通知，又或是 2014 年 8 月 1 日正式施行的《北京市医师多点执业管理办法》，都对医师多点执业寄予了"鼓励""放宽""推进""落地"的种种期望。特别是北京市出台的《办法》中，放开了对医师多点执业医院数量的限制，只要医生和所在医院达成一致协议，卫生行政部门不再介入医院对医生的用人方式和劳动报酬等问题，实行备案制、告知制。一向对医师多点执业持支持态度的广东省卫生厅原巡视员廖新波曾表示，可以实行契约化管理，医院对医生可通过一纸合同进行管理，双方根据自己的意愿商讨制定合同，签约后按合同办即可。但是，在实际执行过程中，多点执业医师还是遇到了第一执业地点公立医院的控制、行政部门的管理以及医师本人时间精力等多方面的影响。其中最大的阻力就是第一执业地点公立医院院长的不支持。据 2014 年央视的一项调查显示，超过 60% 的有多点执业愿望的受调查医生担心原单位阻挠，一般的医生担心多点执业会影响自己在本单位的晋升和职业发展。

越来越多的医疗卫生工作者开始意识到，仅仅依靠医生们去突破制度和政策的限制、自下而上的去解放医生生产力，去解决医疗资源配置

不合理问题，进而解决群众看病难、看病贵问题是根本不现实的。必须是自上而下的，必须通过国家制定政策来实现最终的解决。经过一番调研及广泛征求社会意见，2014 年 11 月 5 日，国家卫生计生委、国家发展改革委、人力资源社会保障部、国家中医药管理局、中国保监会 5 部门《关于印发推进和规范医师多点执业的若干意见的通知》（国卫医发〔2014〕86 号）正式出台。该《通知》进一步放宽医师多点执业的条件和程序，允许医师可以在两个或两个以上医疗机构定期从事执业活动。在医师多点执业的注册管理上，简化注册程序，探索备案管理，探索区域注册等，给医师多点执业营造了一个宽松的环境。据有关数据，截至 2014 年底，我国多点执业医师突破 5 万人。

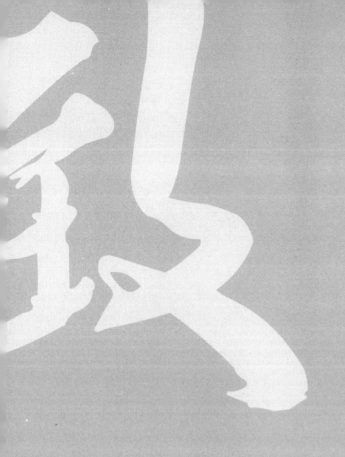

2015 年

吹响县级公立医院改革总攻号
建立分级诊疗制度有了时间表

　　2015 年是新医改历史上有着标志意义的一年。这一年，我国县级公立医院综合改革实现全覆盖，城市公立医院综合改革试点再提速，江苏、安徽、福建、青海等 4 个省份综合改革试点取得重要进展，国务院办公厅印发《关于推进分级诊疗制度建设的指导意见》和乡村医生队伍建设的文件，健康服务业、医养结合进入快速发展阶段，多元办医节奏明显加快，相关领域统筹改革全面深化，健康中国建设上升为国家战略，深化医药卫生体制改革步伐进一步加快。

一、县级公立医院综合改革全面推开，公立医院改革试点城市进一步"扩容"

2015 年，公立医院改革以"两个全面推开，两个全面实施"为主线，国家卫生计生委建立了委领导医改重点联系省工作机制，派出司局级干部"蹲点式"督导，确保重点改革政策措施落地。

（一）县级公立医院综合改革实现全覆盖

2015 年是县级公立医院综合改革全面推开的一年。为破除公立医院逐利机制，维护公益性，调动积极性，保障可持续，建立新机制，2015年 5 月 8 日，国务院办公厅印发《关于全面推开县级公立医院综合改革的实施意见》（国办发〔2015〕33 号），明确了公立医院改革的主要目标、关键环节、重点任务和时间节点，公立医院改革的路径更加清晰；强化了对公立医院改革效果的监测评价，凝练地方改革经验，加快公立医院改革进程，实施改革的县级公立医院达到 4107 个。中央财政按照改革要求和相关补助标准，对全国 1977 个县下达补助资金 59.3 亿元，推动建立新的补偿机制。各地取消药品加成，按照"总量控制，结构调整，有升有降，逐步到位"要求，进行"腾笼换鸟"，调整医疗服务价格，增加政府投入，节约运行成本。加强优化县域资源配置，探索建立新的管理体制，稳步推进医保支付方式改革、人事薪酬制度改革，服务能力逐步提升，县级公立医院新的运行机制初步建立。为深入推进公立医院综合改革，统一思想认识，明确操作要求，2015 年 11 ~ 12 月，在福建省三明市，国务院医改办组织开展了公立医院改革专题培训班，先后培训行政管理干部和公立医院院长 2600 多人。

（二）全面推开 100 个试点城市公立医院改革

城市公立医院综合改革是医改中最受关注的一项任务，是全面实现医改目标的关键。2015 年 5 月 17 日，国务院办公厅印发《关于城市公立医院综合改革试点的指导意见》（国办发〔2015〕38 号），新增辽宁省本溪市等 66 个城市作为第三批公立医院改革国家联系试点城市，至此试点城市增加到 100 个，公立医院增加到 1165 个。

在管理体制改革方面，政府逐步履行领导责任、管理责任、保障责任、监管责任，探索建立现代医院管理制度。在运行机制方面，破除以药补医机制，通过调整医疗服务价格，加大政府投入，改革支付方式，降低运行成本，建立科学合理补偿机制，完善医药费用管控制度，严格控制医药费用不合理增长。国家卫生计生委等 5 部委印发了《关于控制公立医院医疗费用不合理增长的若干意见》。河北、山东、浙江等地通过实行常用药品和医用耗材集中招标采购、低价药品挂网采购等措施，有效抑制了虚高价格。在医保管理方面，北京、山西、辽宁、河南、云南、青海、宁夏等地通过实行大病保险、改革支付方式、商业保险机构经办等措施，提高医疗保障水平。三明市在市县 22 家公立医院同步实施综合改革，改革医保管理体制，腾空间、调结构，公益性日益显现。在人事薪酬制度改革方面，各试点城市改革绩效考核办法和工资薪酬制度。江苏省完善了公立医院绩效工资改革政策，与公立医院绩效工资总量水平、院长绩效工资年薪水平和内部分配挂钩，充分体现收入分配的激励约束机制。三明市在 22 家县级以上公立医院实行院长年薪制，由财政全额支付院长年薪，让院长代表政府管理医院，同时实行医务人员年薪制，有效遏制了过度治疗、过度检查、过度用药等。

二、全民医保制度更加完善，风险防范作用不断增强

2015 年，国家进一步巩固完善基本医疗保障制度，深化医保支付方式改革，保障力度明显增强。同时，医保基金运行平稳，商业健康保险快速发展，群众负担进一步减轻。

（一）全民医保制度日益稳固，制度整体取得积极进展

我国三大基本医疗保障制度覆盖人数达 13 亿以上，参保（合）率稳定在 95% 以上，医疗保险安全网日益稳固，全民医保制度建设处于发展中国家前列。城镇职工基本医保基金征缴比例稳定在 8% 以上，部分地区达到 10% 以上；城镇居民基本医保和新农合筹资水平逐年提高，财政补助 380 元，城乡居民个人缴纳 120 元左右，筹资水平达到人均 500 元，比 2011 年提高一倍左右。

（二）全面实施大病医保制度，托底功能更加完善

2015 年 7 月，国办印发的《关于全面实施城乡居民大病保险的意见》提出，2015 年底前大病患者看病就医负担明显减轻，到 2017 年建立起比较完善的大病保险制度。截至 2015 年底，31 个省份和新疆生产建设兵团全面实施大病保险制度，覆盖城乡参保居民超过 10 亿人，报销比例不低于 50%。疾病应急救助 14 万人次，重特大疾病医疗救助全

面开展，对重点救助对象在政策范围内自负费用救助比例普遍达到70%。大病保险制度、疾病应急救助制度和医疗救助制度有机衔接，我国基本医保制度托底功能日益增强。

（三）支付方式改革快速推进，医保基金运行比较平稳

2015 年，进一步推行以按病种付费为主、按人头付费、按服务单元付费等复合型付费方式，多地开展了按病种、按人头支付方式改革，进一步建立完善医保经办机构和定点医疗机构之间的谈判协商机制与风险分担机制，深化医保支付方式改革，制订医保药品支付标准和规则。将医保对医疗机构服务的监管延伸到了对医务人员医疗服务行为的监管，医药费用较快上涨的势头有所缓解。同时，启动跨省就医费用核查和结报试点工作，全国仅新农合就有 21 个省信息平台与国家信息平台联通。财政部等 3 个部门印发《关于开展商业健康保险个人所得税政策试点工作的通知》，全年保费收入超过 2300 亿元，同比增长 50%，商业健康保险体系进一步巩固和加强。

三、基本药物制度和基层运行新机制进一步完善，群众用药保障能力不断加强

（一）基层综合改革深入推进，服务能力和服务水平进一步提升

2015 年，基层卫生综合改革继续围绕"保基本、强基层、建机制"要求，基层医疗卫生机构财政补偿制度、人事制度、收入分配制度、基本药物制度等运行框架基本形成。全国 17 个省份、34 个基层卫生综合

改革重点联系点的改革措施有所突破，在完善人事分配制度、绩效考核、服务模式转变等方面积累了经验。在全国范围内遴选出了首批1300所群众满意的乡镇卫生院。3月6日，国办印发《关于进一步加强乡村医生队伍建设的实施意见》（国办发〔2015〕13号），26个省份出台了加强乡村医生队伍建设的实施方案，促进基层卫生综合改革的"提质增速"。继续实施公共卫生服务项目，人均基本公共卫生服务经费补助标准提高到40元，农村地区新增经费全部用于村医，进一步规范资金管理。重大公共卫生服务项目进展顺利，实施效果显著。

（二）公立医院药品集中采购机制不断完善，推动药品流通领域改革

2015年2月，国务院办公厅出台了《关于完善公立医院药品集中采购工作的指导意见》（国办发〔2015〕7号），提出了合理确定药品采购范围、细化药品分类采购，加强综合监管等一系列具体措施，将集中采购扩展至所有的公立医疗卫生机构，全面实施新一轮药品集中采购。2015年，83.4%的公立医院在省级药品集中采购平台采购药品，44.3%的公立医院在省级集中采购平台采购高值医用耗材，积极推动药品流通领域改革，降低药品流通费用，商务部等部门着力推动形成全国统一市场，提升服务水平和流通效率。福建、四川、宁夏、海南、广西5个省份完成商务开标；河北、浙江、山东等地实行常用药品和医用耗材集中招标采购、低价药品挂网采购等措施；三明市在22家市县公立医院以药品集中采购和重点药品监控为抓手，规范药品流通和使用；安徽省进一步推进所有城市二级以上公立医院（省属17家，市、区属83家）在药品采购方面深化改革，取消药品加成，转换医院运行补偿机制。

（三）药品供应保障体系逐步健全，切实保障群众用药需求

加强短缺药品、低价药品和儿童用药的供应保障。在 2014 年发布一系列政策文件确保常用低价药品和儿童用药供应基础上，2015 年进一步完善了短缺药品储备，地方也建立了短缺药品储备。稳步开展了基本药物定点生产试点，2014 年我国完成了第一批 4 个用量小、临床必需的基本药物品种的定点生产招标工作。2015 年进一步明确了基层医疗卫生机构按照统一价格从划分区域的中标企业集中采购药品。

（四）大力推进药品价格改革，降低群众用药费用负担

2015 年，药品价格改革持续推进，为进一步降低部分药品、独家生产药品的价格，按照国办批准的《建立药品价格谈判机制试点工作方案》，国务院部际联席会议审议通过了《国家药品价格谈判机制试点工作实施方案》，确定了治疗乙肝等 5 个专利药品的试点谈判，取得重要成果。国家发展改革委印发了《推进药品价格改革的意见》，确定自 2015 年 6 月 1 日起，除麻醉品和第一类精神药品外，取消原来政府制定的药品价格，药品实际交易价格主要由市场竞争形成；印发了《关于加强药品市场价格行为监管的通知》，指导药品经营者合理制定价格，自觉维护市场价格秩序。

四、推进分级诊疗制度建设有了时间表，试点地区成效明显

建立分级诊疗制度是我国经济社会和医疗卫生事业发展的实际需

求，是深化医改富有战略性的一步。2015 年 9 月 8 日，国办印发《关于推进分级诊疗制度建设的指导意见》，《意见》明确提出，到 2017 年，分级诊疗政策体系逐步完善，医疗卫生机构分工协作机制基本形成，优质医疗资源有序、有效下沉，以全科医生为重点的基层医疗卫生人才队伍建设得到加强，医疗资源利用效率和整体效益进一步提高，基层医疗卫生机构诊疗量占总诊疗量比例明显提升，就医秩序更加合理规范。到 2020 年，分级诊疗服务能力全面提升，保障机制逐步健全，布局合理、规模适当、层级优化、职责明晰、功能完善、富有效率的医疗服务体系基本构建，基层首诊、双向转诊、急慢分治、上下联动的分级诊疗模式逐步形成，基本建立符合国情的分级诊疗制度。深化医改向前迈出了关键一步。

（一）持续支持基层医疗卫生服务体系建设，促进基层服务能力提升

2015 年，中央财政持续加强对基层医疗卫生服务体系的投入力度，不断完善补偿机制，安排中央专项资金 228 亿元，支持县医院、卫生院、社区卫生服务中心等在内的 3.5 万个项目建设。分级诊疗制度建设为基层医疗卫生服务体系带来了发展机遇，以合理的卫生投入有效满足人民群众基本看病就医需求，为全面建设小康社会目标的实现提供保障。

（二）稳步开展医师多点执业与双向转诊制度，促进医疗资源平稳有序流动

2015 年底，全国有近 5 万名医师注册了多点执业，其中 36.85% 来自于三级医院，28.35% 来自于二级医院，76.1% 到了二级以下医疗机

构。有 27 个省份出台了医师多点执业的实施方案，特别是深圳市，实行"统一注册、全市通用"，同时放宽到执业助理医师在内的所有医师；甘肃省也比较大胆，要求省、市（州）医疗机构的副高级以上职称医师必须至少在一个县级医疗机构多点执业，县级医疗机构中级以上职称医师或五年以上住院医师必须在至少一个乡镇、社区级医疗机构进行多点执业，并纳入医师年终考核。2015 年，三级、二级公立医院分别有 7.6%、6.1% 的住院患者转往基层医疗卫生机构，基层医疗卫生机构向医院转诊的患者率为 1.1%。

（三）以常见病、多发病、慢性病为切入点，以点带面推进分级诊疗

2015 年国家卫生计生委、国家中医药管理局印发《关于做好高血压、糖尿病分级诊疗试点工作的通知》，1891 个县（市、区）（占 66.3%）建立了高血压、糖尿病分级诊疗和结核病综合防治管理服务模式，对诊断明确的患者提供以社区为主的健康管理和诊疗咨询服务，取得了初步效果。福建省厦门市从糖尿病与高血压入手，通过组建专科医师、全科医师、健康管理师团队，强化慢病患者的全程规范管理；吉林省乾安县对县域内慢性病患者由卫生院或村卫生室建立档案，由乡、村两级医生对慢病患者进行随访、监测、管理，指导患者进行后续治疗和康复保健。

（四）稳妥推进试点工作，形成分级诊疗服务新模式

试点地区不断完善分级诊疗的配套政策，积极有序地推进分级诊疗。2015 年，全国有 24 个省份出台分级诊疗文件，公立医院改革试点城市全部启动分级诊疗工作，开展基层首诊责任制的试点县（市、区）

超过50%，部分省份形成了一些初步的发展经验和服务模式。上海、江苏等地以完善区域卫生规划和医疗机构设置规划为抓手，加强医疗资源宏观调控。黑龙江、广东等地加强基层医疗卫生机构标准化建设，推进全科医生等人才培养、引进和使用，提高基层服务水平。安徽、深圳等地拉开不同级别医疗机构的医保报销比例、住院起付线标准，引导患者有序就医。

五、统筹推进其他改革，各项任务进展顺利

在巩固完善全民医保制度建设、基本药物制度和基层运行新机制、积极推进公立医院综合改革、建立分级诊疗制度的同时，全面推进相关领域改革工作。

（一）人才队伍建设和科研工作得到加强

2015 年，深化医教研协同发展。住院医师规范化培训累计招收学员12 万名，强化培训基地动态管理，启动专科医师规范化培训试点。多途径培养全科医生17.3 万人，1000 多名特岗试点全科医生全部到岗工作。恢复举办儿科专业，增加精神医学专业招生，采取激励措施，近 3600 人通过儿科医师资格考试。人力资源社会保障部、国家卫生计生委印发《关于进一步改革完善基层卫生专业技术人员职称评审工作的指导意见》，深化医学人才培养改革，加强卫生人才队伍建设，卫生系统软实力得到提升，不断探索符合行业特点的卫生人才激励保障机制，卫生科技体制改革取得积极进展。根据《中国科技统计年鉴2015》显示，2014

年医药领域研究与开发机构科研经费内部支出从 2009 年的 37.7 亿元增加到 2014 年的 77 亿元。2015 年国家食药监总局完成审评任务 9394 件，比上年增加 90%。"新药创制"和"传染病防治"两个重大专项取得一批新成果，并进入全国科技改革试点，为医药科技创新发展赢得了先机。推动生物安全上升为国家安全战略，发布干细胞临床研究管理办法，重点科研基地建设稳步推进。

（二）公共卫生服务均等化水平逐步提高，"防治结合"服务模式初步建立

2015 年，在继续推进公共卫生服务均等化项目工作的同时，针对近年来出现的基层医疗卫生机构公共卫生服务提供效率和质量不高等问题，公共卫生服务重点在广覆盖的基础上强化提高质量，将基本公共卫生服务提供同基本医疗服务相衔接，推进实现提供以全生命周期为核心的连续性医疗卫生服务。2015 年，国家卫生计生委、财政部、国家中医药管理局印发《关于做好 2015 年国家基本公共卫生服务项目工作的通知》，强调要巩固现有项目，扩大服务覆盖面，扩展服务内容，提高服务水平。公共卫生服务项目实现扩容提质、防治结合，促进公共卫生服务均等化程度进一步提高。

（三）推进人口健康信息化建设，促进医改工作的有效落实

2015 年，国务院印发《关于积极推进"互联网＋"行动的指导意见》，国家卫生计生委印发《远程医疗信息系统建设技术指南（2014 年版）》，人口健康信息化建设已经从单纯的信息系统建设逐步向应用层面发展。实施信息惠民行动计划，29 个省份开展居民健康卡应用试点。14

个省 126 个地市建立了省级、地市级卫生信息平台，不同程度实现了区域内互联互通。

（四）加快形成多元办医格局，多措并举推动健康服务业发展

为促进经济社会健康发展，大力发展健康服务业，国家积极推动社会办医、养老服务、医养结合等健康服务业的重点领域发展。落实同等待遇，着力消除阻碍社会办医发展的政策障碍，实施"先照后证"，鼓励社会力量兴办健康服务业，引导医师到基层多点执业。2015 年，29 个省份出台鼓励社会办医的实施细则，社会卫生固定资产投资超过 3900 亿元，同比增长 24%，民营医院达到 14518 所，比重超过 51%，首次超过公立医院数量，门诊量已占到全国门诊总量 22%，多元办医格局初步形成。积极推进医养结合，鼓励多种形式的医疗机构与养老机构的合作机制和模式。各地积极探索，有效解决老有所养、老有所医问题。河北，青岛、西宁、宝鸡、大兴安岭等效果比较显著。加快发展商业健康保险，夯实多层次医疗保障体系，2015 年我国商业健康险保费总额达到 2410.5 亿元，同比增长 51.9%。开展优秀国产设备目录遴选，加快推进国产设备发展应用。

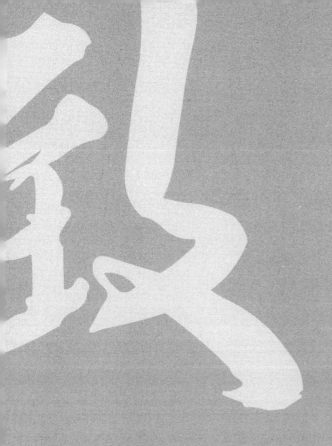

2016 年

医改 "十二五" 规划圆满收官
医改 "十三五" 规划顺利开局

2016 年是"十三五"开局之年，是深化医改向纵向推进的关键之年，是卫生与健康事业改革发展过程中具有里程碑意义的一年。这一年，党中央、国务院召开了新世纪以来第一次全国卫生与健康大会，提出了新时代卫生与健康工作方针，将人民健康放在优先发展的战略地位；全面深化改革领导小组先后 5 次研究部署医改工作，国务院印发《"健康中国 2030"规划纲要》《"十三五"深化医药卫生体制改革规划》《"十三五"卫生与健康规划》，强化顶层设计，深化医改和健康中国建设的路径更加明晰；紧紧围绕分级诊疗、现代医院管理制度、药品供应保障、全民医保制度、综合监管等供给端不断发力，强力推进供给侧结构性改革，不断增强人民群众的获得感；不断总结提炼推广地方改革经验，在成功举办的第九届全球健康促进大会上，向世界传播医改的中国经验。

一、各项工作成效显著，医改"十二五"规划圆满收官

"十二五"以来，中共中央、国务院高度重视医改工作，坚持把基本医疗卫生制度作为公共产品向全民提供的基本理念，坚持"保基本、强基层、建机制"的基本原则，坚持"统筹安排、突出重点、循序渐进"的基本路径，不断完善顶层设计，分层次推进改革不断深化。"十二五"期间，围绕全民医保体系、巩固完善基本药物制度和基层医疗卫生机构运行新机制、推进公立医院综合改革等重点工作任务，统筹推进相关领域改革，深化医改由试点探索、单项突破逐步转向系统配套、全面推进。医改在重点领域和关键环节取得突破性进展和明显成效，"十二五"医改规划的各项工作任务圆满完成。

（一）全民医保体系更加健全

三项基本医疗保险覆盖超过 13 亿人，参保（合）率持续稳定在 95% 以上。城乡居民基本医疗保险筹资和保障水平大幅提升，财政补助标准提高到 420 元，政策范围内住院费用报销比例达 75% 左右，大病医疗保险制度实现全覆盖，医保支付制度改革不断深化，按病种、按人头、按服务单元等支付方式改革稳步推进，复合型支付方式初步建立。

（二）公立医院改革取得阶段性进展

县级公立医院综合改革全面推开，2015 年底全国县级公立医院次均

门诊费用和住院费用分别为 172.5 元和 5080.8 元，增速明显放缓。按可比价格计算，两项费用比 2015 年分别上涨 3.3% 和 3.6%。城市公立医院改革力度逐步加大，试点城市扩大到 100 个。公立医院管理体制、运行机制改革以及人事薪酬制度改革取得重大进展，公立医院改革路径日益清晰。

（三）基层医疗卫生机构运行新机制不断完善，药品供应保障机制不断健全

"十二五"期间，基层医疗卫生机构综合改革持续推进，各地持续巩固完善基本药物制度和基层运行新机制，加强基层医疗卫生人员队伍建设。进一步提高基本公共卫生服务均等化水平，人均基本公共卫生服务经费提高到 40 元，推进基层首诊和签约服务，促进基层卫生服务模式转变。公立医院药品采购机制进一步完善，国家药品价格谈判试点工作正式启动，基本药物定点生产试点工作稳步推进，以市场竞争为基础的药品交易价格形成机制基本形成。

（四）医疗卫生领域供给侧改革取得积极进展

国务院办公厅出台了《全国医疗卫生服务体系规划纲要（2015—2020 年)》《国务院办公厅关于进一步加强乡村医生队伍建设的实施意见》《关于推进分级诊疗制度建设的指导意见》等政策，相关部委印发了《关于做好高血压、糖尿病分级诊疗试点工作的通知》《关于进一步改革完善基层卫生专业技术人员职称评审工作的指导意见》等文件，加大全科医生队伍建设力度，着力加强医疗联合体建设，提升基层服务能力，推动医疗卫生领域供给侧改革。公立医院改革试点城市全面启动分

级诊疗工作，开展基层首诊责任制试点县（市、区）超过50%，部分省市积累了一些经验，为深化医疗卫生领域供给侧改革奠定了坚实基础。服务供给能力明显增强，医疗卫生机构数从2010年的93.7万所增加到2015年的98.4万所；医疗卫生机构床位数从478.5万张增加到701.5万张，年均增幅7.9%；卫生技术人员数从587.6万人增加到800.8万人，年均增幅6.4%；全科医生从2013年的145511人增加到188649人；医疗卫生机构诊疗服务服务量从2010年的58.4亿人次增加到76.9亿人次，年均增幅5.7%；医疗卫生机构入院人数从14174万人次增加到21053万人次，年均增幅8.2%；人民群众的获得感明显增强，居民平均就诊次数从4.4人次增加到5.6人次，居民住院率从10.6%增长到15.3%。

（五）社会办医取得新成效

"十二五"期间，积极促进健康服务业和社会办医健康发展，优先支持举办非营利性医疗机构，鼓励社会力量投向资源稀缺领域及满足多元化需求服务。截至2015年底，全国社会办医疗机构数量为44万所，占全国医疗卫生机构数的46.1%；民营医院数量达到14543所，占医院总数的51%，首次超过了公立医院数量；社会办医疗机构诊疗量占全国诊疗总量22%。

（六）健康水平持续改善

居民主要健康指标总体上优于中高收入国家平均水平，用较少的投入取得了较高的绩效，为全面建成小康社会奠定了重要基础。居民期望寿命从2010年的74.8岁提高到76.3岁，婴儿死亡率从2010年的

13.1‰下降至 8.1‰，孕产妇死亡率从 30.0/10 万下降到 20.1/10 万。卫生总费用持续上升，居民个人卫生支出比例持续下降。2015 年卫生总费用占 GDP 比重达 6.1%，较 2010 年增加了 1.2 个百分点；居民个人卫生支出占卫生总费用比例持续下降，从 2010 年的 35.3% 下降至 2015 年的 29.3%，已经达到 WHO 倡导的全民健康覆盖目标（中低收入国家居民个人支出比例不超过 30%）。

二、党中央国务院高度重视，医改"十三五"规划开局顺利

2016 年，是"十三五"医改规划开局之年，我国医改工作又站在了一个新的起点之上。中国与世界卫生组织、世界银行等"三方五家"完成的中国医改联合研究报告，对我国医改取得的成效给予了充分肯定。

（一）党中央国务院高度重视强力推进医改

2016 年，习近平总书记主持召开的 12 次中央全面深化改革领导小组会议，其中有 5 次涉及医改话题，重点研究部署儿童医疗卫生服务改革发展、推进家庭医生签约服务、推广深化医药卫生体制改革经验、改革完善药品生产流通使用等医改工作、听取福建省三明市医改工作汇报等。国务院总理李克强多次主持国务院常务会议部署医改工作，强调以公平可及和群众受益为目标，将医改向纵深推进。时任全国政协主席俞正声主持召开全国政协"深化医药卫生体制改革"专题协商会，聚智汇

力推进医改。时任国务院副总理刘延东多次主持会议协调部署各项重大
改革任务，并多次赴一线调研指导医改工作。

2016 年 8 月 19 日，党中央、国务院隆重召开新世纪以来第一次全
国卫生与健康大会。习近平总书记发表重要讲话，从战略高度和全局高
度，深刻阐述建设健康中国的大政方针和基本方略，将人民健康放在优
先发展的战略地位。李克强总理就全面深化医改、加快发展健康产业等
作出系统部署。这次大会开启了健康中国建设新征程，举办省部级干部
专题研讨班，对落实大会精神进行再动员再部署。强力推进大卫生、大
健康理念落地生根，强化改革创新在卫生与健康事业发展中的动力作
用，提出了新时代卫生与健康工作方针："以基层为重点，以改革创新
为动力，预防为主，中西医并重，将健康融入所有政策，人民共建共
享。"成为深化医药卫生体制改革，推动中国卫生与健康事业发展的重
要里程碑。健康中国的顶层设计基本形成，深化医改的蓝图日益明晰。
2016 年 10 月 25 日，国务院印发《"健康中国 2030"规划纲要》，为健
康中国建设和中长期医改工作指明了方向；2016 年 12 月 27 日，国务院
印发了《"十三五"深化医药卫生体制改革规划》和《"十三五"卫生
与健康规划》，为未来五年的深化医改工作绘就了蓝图。

（二）医改主要工作取得突破性进展

2016 年，各级党委政府和相关部门攻坚克难，圆满完成了各项工作
任务，实现医改"十三五"规划良好开局。

一是公立医院改革试点扎实推进。综合改革试点省由 4 个扩大至 11
个，公立医院综合改革试点城市由 100 个增加至 200 个，组织培训省、
市领导和院长、专家 1930 人次，1560 多家城市公立医院取消药品加成，

破除以药补医机制,星星之火已形成燎原之势。国家发展改革委等四部门印发《推进医疗服务价格改革的意见》,按照"腾空间、调结构、保衔接"的步骤稳步推进。县级公立医院综合改革全面推开,确立了 4 个县级公立医院综合改革示范县,加强改革的分类指导,改革示范县的样本效应日益显现。紧紧围绕破除以药补医、创新体制机制、调动医务人员积极性三个关键环节,落实政府的领导责任、保障责任、管理责任、监督责任,探索建立现代管理制度,推动医院管理模式和运行方式转变,部分地区在公立医院改革方面取得重要突破,公立医院改革路径日益清晰。推进医疗服务价格改革,逐步理顺医疗服务比价关系。破除以药补医机制,公立医院收入结构持续优化,医药费用增长得到有效控制,全国公立医院医药费用增幅从 2012 年 23.3% 降至 2015 年的 10% 以下。居民个人卫生支出占卫生总费用的比重从 2012 年 34.3% 降至 2015 年 29.3%。

二是分级诊疗试点成效明显。在 4 个直辖市和 266 个地级市启动试点,推广上海"1 + 1 + 1"家庭医生(团队)签约服务机制、福建厦门"三师共管"健康管理模式。增加家庭医生资源,健全分工协作机制,探索医联体、医共体和医疗集团等多种分级诊疗模式,完善签约服务的激励保障机制。家庭医生签约服务覆盖率达 22% 以上,重点人群达 38% 以上,超额完成年度指标。习近平总书记在新年致辞中讲到"很多群众有了自己的家庭医生",医改交上了一份民生福祉的新成绩单。同时,为提高基层服务能力,遴选群众满意的乡镇卫生院 3370 所,推出了一批社区卫生服务示范机构,进一步提高基层服务能力和水平。

三是基本医保保障力度稳步增强。城乡居民基本医保人均财政补助标准提高到 420 元,大病保险新增 10 元,政策范围内门诊和住院费用报销比例稳定在 50% 和 75% 左右，人民群众的就医负担有所缓解。整合城乡居民基本医疗保险制度，各地均按照"统一覆盖范围、统一筹资政策、统一保障待遇、统一医保目录、统一定点管理、统一基金管理"的"六统一"，出台整合城乡居民基本医疗保险制度的政策。逐步实现省内基本医保异地就医直接结算，开展跨省异地就医结算试点。积极推进支付方式改革，新制定临床路径 500 多个，临床路径总数达到 1010 个，基本覆盖了常见病和多发病，7700 多家医疗机构实施临床路径管理。积极支持商业保险机构参与经办基本医保和大病保险业务。

四是药品供应保障制度改革得到深入推进。推进公立医院药品集中带量采购，在 11 个综合医改试点省推行药品购销"两票制"。推进国家药品价格谈判，谈判药品价格平均降幅 50% 以上，在 29 个省份挂网采购。强化短缺药品预警和供应保障，新增 9 个紧缺药品定点生产品种，国家卫生计生委办公厅、工业和信息化部办公厅、食品药品监管总局办公厅联合发布《首批鼓励研发申报儿童药品清单》（国卫办药政函〔2016〕573 号），切实保障儿童药品供应。

五是社会办医环境得到进一步优化。财政部等部门推动 36 个卫生健康领域政府和社会资本合作示范项目，投资总额达 218 亿元。将营利性医疗机构设置审批改为后置审批，新增民营医院 2038 家，使其总数达到 16432 家，占比超过 55.3%，非公立医疗机构诊疗量占比超过22%。修订医疗机构管理条例和医师执业注册管理办法，探索区域注册，推动医生有序流动。截至 2016 年底，全国共有 6.1 万名医生注册多点执业，其中到社会办医疗机构执业的占 43.4%，到基层医疗卫生机构执业的占 66.3%。

六是以投入换机制取得积极成效。对医改这一重大民生工程，政府投入持续增长,卫生总费用结构不断优化。2016 年全国财政医疗卫生支出 1.3 万亿元,比 2015 年增长 10%,是 2008 年医改启动前的 4.1 倍,为深化医改提供了良好的财力保障。政府医疗卫生支出占财政支出的比重提高到 7%。卫生总费用构成中,个人自付比例降低到 30% 以下,给人民群众带来更多实惠。

2016 年,地方政府对医改工作的重视程度进一步提升,医改政策框架日益完善,地方经验不断涌现。深化医改逐步由打好基础转向提升质量、由形成框架转向制度建设、由单项突破转向系统集成、综合推进,基本医疗卫生制度建设从夯基垒台到立柱架梁、构建主体,顶层设计不断完善,地方主动性和创造性不断增强,重点难点问题逐步突破,涌现出一批敢啃硬骨头、勇于探索创新的典型地区,形成了一批符合实际、可复制可推广的经验做法,具有中国特色的基本医疗卫生制度建设路径更加清晰。2016 年 11 月 8 日,中共中央办公厅、国务院办公厅转发了《国务院深化医药卫生体制改革领导小组关于进一步推广深化医药卫生体制改革经验的若干意见》,标志着深化医改已经从寻径探路转向有模式可遵循的较成熟阶段。

三、其他方面改革统筹推进,工作成效明显

在积极推进"五项制度"改革的同时,其他各项医改工作有序推进。

(一)进一步落实政府办医责任

2016 年,落实中央投资 222 亿元,支持 3297 个卫生计生项目建设。

中央财政转移支付资金达到 2618 亿元（不含基本建设），同比增幅 12.3%。同时，地方财政也加大对卫生计生投入力度。人均基本公共卫生服务经费补助标准由 40 元提高至 45 元，服务内涵继续深化。对于严重精神障碍患者监护责任落实"以奖代补"政策。国家 9 部委印发《加强健康促进与教育的指导意见》，开展"健康中国行"活动，做好健康科普工作。启动健康城市、健康村镇建设，确定首批 38 个试点城市。

（二）人才与科技支撑作用更加突出

2016 年，住院医师规范化培训全年招收 7 万人，其中全科医生 1 万人、儿科医生 5000 人。规培基地实现省级全覆盖。以中西部地区为重点，启动乡村全科执业助理医师培训试点，招收订单定向免费医学生 5600 余人。加强护士培养培训，2016 年注册护士达 356 万人，医护比例从 2010 年的 1∶0.85 提高到 1∶1.17，医护比例长期倒置问题得到扭转。

（三）颁布实施《中医药法》，振兴中医药事业迈出坚实步伐

2016 年 2 月 22 日，国务院印发实施《中医药发展战略规划纲要（2016—2030 年）》（国发〔2016〕15 号）；12 月 25 日，十二届全国人大常委会第 25 次全体会议通过并颁布了《中华人民共和国中医药法》（简称《中医药法》），2017 年 7 月 1 日正式实施。《中医药法》是中医药领域第一部法律，从 1983 年提出到 2016 年通过，历经 33 年。这部法律把党中央、国务院关于中医药的方针政策以法律形式固定下来，对保持和发扬中医药特色优势，推动传承创新，保障和促进中医药事业振兴发展必将产生深远影响。

(四)医疗卫生服务质量和满意度进一步提升

深入开展改善医疗服务行动,就医秩序明显改善。平均预约诊疗率达到 38.6%,3300 多家医疗机构实现分时段预约诊疗,所有三级医院和 6000 余家二级医院开展优质护理服务,超过 2000 家医疗机构开展日间手术,日间手术占择期手术比例达到 11%,群众受益明显。覆盖1330 个县市的 6800 余家医疗机构开展远程医疗服务。全国住院患者的抗生素使用率降到 37.5%,门诊处方使用抗菌药物比例降至 8.7%。中央综治办等八部门开展集中整治"号贩子"和"网络医托"专项行动,取得成效。

(五)健康产业发展步入快车道

着力打造核心竞争力强的医药工业,市场竞争力明显提高。实施健康老龄化工程,遴选 90 个医养结合示范区和 6 个智慧健康养老示范城市。建设健康医疗旅游示范基地及人口健康信息化标准体系。社会卫生固定资产投资达到 3796 亿元,同比增长 17%,远高于同期社会固定资产投资增速。

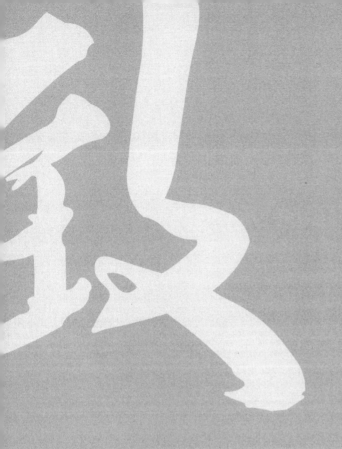

2017 年

公立医院改革全面覆盖
"五项制度" 建设成效显著

2017 年 10 月 18 日，党的十九大在北京胜利召开。习近平总书记在党的十九大报告中指出："中国特色社会主义进入新时代，我国社会主要矛盾已经转化为人民日益增长的美好生活需要和不平衡不充分的发展之间的矛盾。我国仍处于并将长期处于社会主义初级阶段的基本国情没有变，我国是世界最大发展中国家的国际地位没有变。"

党的十九大是在全面建成小康社会决胜阶段、中国特色社会主义进入新时代的关键时期召开的，明确提出要"实施健康中国战略""深化医药卫生体制改革"。在以习近平同志为核心的党中央坚强领导下，全国医改工作坚决贯彻落实党中央、国务院决策部署，以推进健康中国战略为主线，全面贯彻落实《"十三五"深化医药卫生体制改革规划》，各项重点任务稳步推进。特别是公立医院综合改革实现全面覆盖，分级诊疗、现代医院管理、全民医疗保障、药品供应保障、综合监管 5 项制度建设，以及统筹推进相关领域改革等方面取得阶段性成果，2017 年度 56 项目标任务圆满完成，健康中国建设迈出坚实步伐。

一、明确时间表、路线图和具体任务，公立医院综合改革实现全覆盖

2017 年 4 月 21 日，国家卫生计生委、财政部、中央编办、国家发展改革委、人力资源社会保障部、国家中医药局、国务院医改办等部门联合印发《关于全面推开公立医院综合改革工作的通知》（国卫体改发〔2017〕22 号），要求 9 月 30 日前，全面推开城市公立医院综合改革，其中明确了七项重点任务：

一是贯彻落实国务院办公厅《关于全面推开县级公立医院综合改革的实施意见》和《关于城市公立医院综合改革试点的指导意见》，逐条逐项落实改革任务，深化"三医联动"，增强改革的整体性、系统性和协同性。二是贯彻落实《中共中央办公厅国务院办公厅转发〈国务院深化医药卫生体制改革领导小组关于进一步推广深化医药卫生体制改革经验的若干意见〉的通知》，学习先进经验，结合地方实际大胆探索创新，推动公立医院综合改革向纵深推进。三是贯彻落实《关于控制公立医院医疗费用不合理增长的若干意见》，公立医院医疗费用平均增长幅度控制在 10% 以下。四是明确全面推开城市公立医院综合改革时间表，7 月 31 日前，所有地市出台城市公立医院综合改革实施方案；9 月 30 日前，全面推开公立医院综合改革；年底前，前四批试点城市公立医院药占比（不含中药饮片）总体下降到 30% 左右。五是巩固完善前四批试点城市公立医院综合改革成果。巩固取消药品加成成果，进一步健全公立医院维护公益性、调动积极性、保障可持续的运行新机制和科学合理补偿机

制。六是拓展深化县级公立医院综合改革，进一步总结、提炼、推广县级公立医院综合改革示范县（市）经验，积极推进县域医疗服务共同体建设，全面深化医保支付方式改革，降低医疗收入增幅，提高医疗服务收入占比和占业务比重。七是扩大公立医院综合改革示范。各省（区）确定 1 个城市作为省级公立医院综合改革示范城市；各直辖市分别确定 1 个区（县）开展省级示范工作。除安徽、福建、江苏、青海 4 省外，各省（区）及兵团分别推荐 1 个县（市、师）作为第二批国家级示范候选县（市、师）。

二、"五项制度" 建设稳步推进，相关领域改革成效明显

2017 年，是我国全面建成小康社会的决胜阶段，也是建立健全基本医疗卫生制度、推进健康中国建设的关键一年。这一年，推出了 35 项深化医改的重大典型经验，《"十三五" 深化医药卫生体制改革的规划》确定的 5 个方面、56 项重点任务按时完成，到 2020 年的部分指标提前实现。

（一）分级诊疗制度正在形成

94.7% 的地级以上城市开展分级诊疗试点，超过了年初规定的 85% 的目标要求。从大健康角度塑造构建整合型医疗卫生服务体系，以发展医疗联合体和推进家庭医生签约服务为抓手，推动落实基层首诊，畅通上下转诊，县域内就诊率达到 82.5%。快速推进各地医联体建设，不断

加强基层医疗卫生服务体系建设，完善家庭医生签约服务，促进优质医疗资源下沉、共享，提升基层服务能力，推动形成"基层首诊、双向转诊、急慢分治、上下联动"的分级诊疗模式。

（二）现代医院管理制度建设稳步推进

2017 年 7 月 25 日，国务院办公厅印发《关于建立现代医院管理制度的指导意见》，在 3 个方面提出了 20 项任务。这一文件的出台，标志着完成了现代医院管理制度建设"立柱架梁"的工作。文件要求坚持以人民健康为中心，坚持公立医院的公益性，坚持政事分开、管办分开，坚持分类指导，鼓励探索创新，到 2020 年基本建立现代医院管理制度，基本形成维护公益性、调动积极性、保障可持续的公立医院运行新机制和决策、执行、监督相互协调、相互制衡、相互促进的治理机制，促进社会办医健康发展，推动各类医院管理规范化、精细化、科学化，基本建立权责清晰、管理科学、治理完善、运行高效、监督有力的现代医院管理制度。

2017 年，全国所有公立医院全面推开综合改革，全部取消药品加成（不含中药饮片），全面破除实行 60 多年的公立医院以药补医旧机制。落实政府办医责任，赋予公立医院经营管理自主权，建立以公益性为导向的考核评价机制。按照"腾空间、调结构、保衔接"的路径，深化医疗服务价格改革，医院收入结构得到优化，推动建立符合行业特点的编制人事和薪酬制度，人员支出占业务支出的比重从 2015 年的 33.2% 提高至 2017 年的 34.6%，初步建立了运行新机制，公益性明显强化，改革成效初步显现。

（三）全民医疗保障制度逐步健全

一是基本医保人均财政补助标准提高到 450 元，支付方式改革加快推进，保障水平持续提高，开创性地建立了大病保险制度和疾病应急救助制度。其中，大病保险惠及千万患者，应急救助累计近 70 万人，发挥了救急难、救贫困作用。二是完成了城乡居民医保制度的整合，实行"六统一"政策，基本医疗保险制度进一步优化整合，全民医保体系不断完善，基本医保参保率稳定在 95% 以上，大病保险制度实现全覆盖，重特大疾病医疗救助、疾病应急救助制度全面建立。三是一些地方积极探索发挥医保基金监管、药品耗材联合采购结算、医疗服务行为监管等职责，"三医联动"在同一个平台上实现。四是商业健康保险不断发展，支持商业保险机构等社会力量参与医保经办等工作，商业健康保险及多种形式医疗保险发挥了补充作用，为"病有所医"提供了制度保障。同时，全国 31 个省（区、市）和新疆生产建设兵团均接入全国异地就医费用直接结算系统。

（四）药品供应保障制度全流程发力

基本药物制度持续巩固完善，改革药品审评审批制度、公立医院药品采购实行"两票制"、药品和高值医用耗材实行阳光采购、开展仿制药质量和疗效一致性评价等改革举措有序推进。不断健全药品集中采购机制，39 种谈判药品纳入医保目录，平均降价 55%。建立起短缺药品监测预警平台，采取市场撮合、定点生产、完善储备、打击垄断等多种办法，解决药品短缺问题。加强儿童用药供应保障，药品生产、流通、使用全链条改革，药品流通秩序不断规范，初步形成新时期药品供应保障制度框架。

（五）综合监管制度逐步形成

研究制定加强行业综合监管的指导性文件，医疗卫生行业综合监管机制逐步形成。深化医药卫生领域"放、管、服"改革稳步推进，取消了一批行政审批事项，新增独立设置医疗机构类别，建立区域注册制度，促进社会办医快速发展，民营医院数量持续增加，监管方式不断完善，强化事中事后监管，健全多元化综合监管体系，强化全行业综合监管。监管力度持续加大，开展医疗机构依法执业等专项监督检查。建立健全预防处置医疗纠纷"三调解一保险"长效机制，打出"组合拳"，全国涉医刑事案件数量比 5 年前下降40%，医疗纠纷数量下降20%，医疗秩序明显好转。

（六）相关领域改革持续统筹推进

人才培养机制逐步完善，不断推进住院医师规范化培训、全科医生和乡村医生等人才培养和医学教育工作，广泛应用"互联网＋医疗卫生"，加快发展全民健康信息化进程，启动健康旅游、大数据中心、医养结合等试点，健康服务新业态、新模式不断涌现。同时加快形成多元办医格局，促使健康产业加快发展，基本公共卫生服务均等化水平得到明显提高，服务经费和服务能力不断提升。深化医师资格考试改革，卫生职称改革进展顺利。坚持中西医并重，推动《中医药法》施行，国务院印发了《中医药发展战略规划纲要（2016—2030 年)》，建立中医药工作部际联席会议制度。国务院新闻办于 2016 年 12 月 6 日正式发布《中国的中医药》白皮书，屠呦呦获得 2016 年度国家最高科学技术奖。

中医药行业全面参与"一带一路"，已建设 32 个海外中医药中心，推动中医药"走出去"，把老祖宗留给我们的中医药宝库不断弘扬光大。

三、35 个医改"样板"亮相全国，模板"复制"时代到来

2017 年 6 月 4 日，国家召开了全国深化医改工作经验推广会暨2017 年中国卫生发展高峰论坛。会议围绕分级诊疗制度、现代医院管理制度、全民医保制度、药品供应保障制度、综合监管制度等五项制度的关键环节展开探讨，国务院医改办、国家卫生计生委发布了 35 项深化医改重大典型经验。

在构筑分级诊疗制度方面，推出了上海的"1 + 1 + 1"拓展家庭医生签约服务、浙江杭州的政策联动、福建厦门的从"三师共管"切入带动资源"下沉"、江苏盐城大丰的个性服务包、北京月坛社区卫生服务中心的家庭医生"牵手"医联体、广东深圳罗湖的医疗集团、安徽天长县域医共体建设、甘肃庆阳的医保杠杆撬动分级诊疗等经验做法。

在建立现代医院管理制度方面，推出了福建三明的"三医联动"构建运行新机制、安徽天长的系列改革助公立医院"归位"、福建的省属医院管委会大"集权"、上海的申康中心承担政府办医职能、广东深圳的公立医院管理中心履责办医、山东的公立医院编制备案管理、江苏的薪酬制度改革实现突破、深圳的创新财政投入机制、北京协和医院的全面强化医院管理、河北唐县人民医院的加强内部管理挖潜等经验做法。

在建立全民医疗保障制度方面，推出了福建的医疗保障管理"中

枢"、宁夏盐池的支付方式改革全覆盖、云南禄丰的 DRGs 覆盖住院服务、河南宜阳的创新 DRGs 分级管理办法、河南的推进商业健康保险经办基本医保、广东湛江的开展第三方智能监管等经验做法。

在完善药品供应保障制度方面，推出了河南的困难群众均有大病补充保险、江西的贫困大病患者有"四道"保障线、福建三明的实行药品流通"两票制"、浙江的医用耗材集中采购、四川的"五位一体"阳光采购等经验做法。

在健全综合监管制度方面，推出了上海的绩效考核激励约束医院院长、安徽的"六项制度"加强医疗服务监管、甘肃的"八八排队"监管服务行为、江苏苏州的建设现代综合监管体系、广东深圳的推动监管方式标准化信息化等经验做法。

这 35 项深化医改重大典型经验的推广，充分发挥了典型引路、引领示范的作用，给各地提供了学习的榜样，在医改向纵深推进、在重点领域和关键环节突破上发挥了重要作用。

四、2017 年医改工作综合成效明显，2020 年部分指标提前实现

（一）居民就医负担有所减轻，筹资公平性进一步提升

医药费用过快增长的势头得到初步遏制，个人卫生支出比重下降至28.8%；深入实施健康扶贫工程，贫困人口医疗保障水平不断提高，因病致贫返贫问题逐步缓解。

（二）人民群众医疗卫生服务利用水平不断提高

居民医疗卫生服务需求满足程度日益提高，服务利用持续增加。医疗卫生服务流程、方式和便民措施等不断优化，跨省异地就医直接结算取得重大进展，患者就医获得感不断增强，在零售药店购药和用药体验不断提升。政府卫生投入力度不断加大，服务筹资保障水平逐步提高。

（三）卫生健康服务可及性明显改善

医疗卫生服务可及性进一步增强，医疗服务能力建设投入力度持续加大，全国财政对医疗卫生机构的直接投入不断增加，2015 年以来年均增长 400 多亿元。通过医联体建设、远程医疗服务和家庭医生签约服务推进，优质医疗资源进一步下沉，医疗卫生行业综合管控机制更加完善，进一步规范、提高了医疗服务行为和服务质量。

（四）人民健康状况和健康公平性持续改善

健康水平持续提升，人均预期寿命逐年提升，孕产妇死亡率不断下降。2017 年人均预期寿命达 76.7 岁，孕产妇死亡率降至 19.6/10 万，婴儿死亡率和 5 岁以下儿童死亡率分别降至 6.8‰和 9.1‰，已提前实现 2020 年目标值（分别为 7.5‰和 9.5‰）要求。健康公平性得到进一步改善，对基层和中西部地区的卫生投入力度不断加大，城乡居民健康待遇和健康水平的差距进一步缩小。

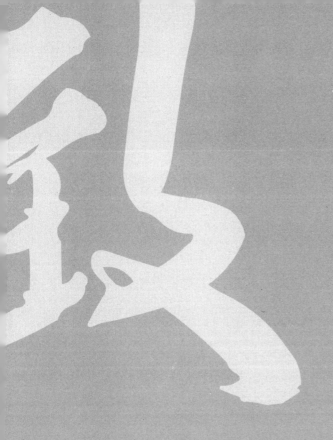

2018 年

国务院机构大改革　集中带量采购
真的来了

2018 年，是全面贯彻落实党的十九大精神的开局之年，是改革开放40 周年，是深化医药卫生体制改革创新发展之年，是决胜全面建成小康社会、实施"十三五"规划承上启下的关键一年。在习近平新时代中国特色社会主义思想指导下，2018 年党中央国务院作出一系列重大决定，组建成立了国家卫生健康委、市场监管总局、国家医保局、国务院深化医改领导小组秘书处，为深化医药卫生体制改革、实施健康中国战略提供了更加有力的组织保障和制度保障。

一、组建成立国家卫生健康委、市场监管总局、医保局等，为深化医改进一步创造有利条件

为深入贯彻党的十九大、党的十九届一中、二中、三中全会精神，2018 年 3 月，根据十三届全国人民代表大会第一次会议批准的国务院机构改革方案，国务院正部级机构减少 8 个，副部级机构减少 7 个，除国务院办公厅外，国务院组成部门设置 26 个。其中，组建和成立了国家卫生健康委、国家市场监管总局、国家医保局等机构，为深化医药卫生体制改革进一步创造条件。

（一）组建国家卫生和健康委员会

为推动实施健康中国战略，树立大卫生、大健康理念，把以治病为中心向以人民健康为中心转变，预防控制重大疾病，积极应对人口老龄化，加快老龄事业和产业发展，为人民群众提供全方位全周期健康服务，将原国家卫生计生委、原国务院医改办、原全国老龄办的职责，工业和信息化部牵头的《烟草控制框架公约》履约工作职责以及国家安全生产监管总局的职业安全健康监督管理职责进行整合，组建国家卫生健康委，作为国务院直属机构，由原国家卫生计生委副主任马晓伟出任主任、党组书记。保留全国老龄工作委员会，日常工作由国家卫生健康委承担，全国老龄工作委员会办公室设在国家卫生健康委，承担委员会日常工作。民政部代管的中国老龄协会改由国家卫生健康委代管。国家中医药管理局由国家卫生健康委管理。不再保留国家卫生计生委，不再设

立国务院医改办。

（二）组建国家市场监督管理总局，成立国家药品监督管理局

根据国家正式发布的机构改革方案，将国家工商管理总局的职责、国家质量监督检验检疫总局的职责、国家食品药品监督管理总局的职责等进行整合，组建国家市场监督管理总局，作为国务院直属机构。取消原国家食品药品监督管理总局。考虑到药品监管的特殊性，组建国家药品监督管理局，由国家市场监督管理总局管理。市场监督实行分级管理，药品监管机构只设到省一级，原来的市、县药监局均被取消，合并到市、县市场监管部门。

（三）成立国家医疗保障局

根据国务院机构改革方案，在医保制度体制的顶层设计上进行了重大改革。将原国家卫生计生委的新农合职责、人力资源社会保障部的城镇职工和城镇居民基本医疗保险、生育保险职责、国家发展改革委的药品和医疗服务价格管理职责，以及民政部的医疗救助职责等进行整合，成立国家医疗保障局，作为国务院直属机构，由财政部原副部长胡静林任党组书记、局长。国家医疗保障局的成立是医疗保障制度的职责、职能和功能在组织架构上的重大改革和新的定位，是新时期、新形势和新目标下国家医保制度发展的需要。整合几个部门职责之后，其职责与职能的内涵构成不仅仅是"保险"，而是"保障"。"三保合一"得到落实，"三医联动"成为可能。国家医保局的成立是着眼于长远目标的具有大格局的改体制、改治理，是真正针对体制和机制制约的解决方案，中国医改向前迈进了关键和坚实的一步。

二、"4+7"城市试点集中带量采购，医药改革成果初步显现

国务院机构改革完成之后，国家卫生健康委、国家医保局、国家药监局分别出台配套政策，深化医药、医保、医疗改革，加强"三医联动"。特别是在药品供应改革方面，进一步完善国家基本药物制度，积极推进仿制药质量和疗效一致性评价，开展抗癌药医保准入专项谈判，国家组织药品集中采购和使用试点等一系列工作，药品供应保障制度进一步健全，有力支撑了医改重点领域和关键环节向纵深推进。

（一）集中带量采购效果明显

一是17种抗癌药物纳入医保。2018年6月启动了抗癌药医保准入专项谈判工作，44个目录外独家抗癌药经过专家评审和投票遴选及征得企业意愿后，最终17个药品获得谈判成功并纳入医保报销目录。17个药品价格平均降幅达56.7%，大部分进口药品平均低于周边国家或地区市场价格的36%。二是"4+7"城市试点集中带量采购。北京、上海、天津、重庆4个直辖市和广州、深圳、沈阳、大连、西安、成都、厦门7个副省级城市的药品用量，约占全国市场的30%。此次带量采购中标的25个品种，通过以量换价的方式，价格平均降幅为52%，最高降幅达到96%。河北、福建等一些非试点地区也实行价格联动，部分未中选品种企业也主动降价，争取试点以外的市场，药品价格整体呈明显降低趋势。

（二）带量采购加快了仿制药替代原研药进程和企业转型升级

"4 +7" 带量采购中的 25 个中选品种中有 22 个是仿制药，仿制药市场份额得到迅速提升。积极推进仿制药质量和疗效一致性评价，促进仿制药与原研药的相互替代，降低药品价格。同时，集中带量采购有利于促进医药行业格局发生改变，有利于进一步消除医药行业低水平同质化竞争，倒逼企业转型升级，推动市场秩序日趋规范。同时，2018 年全面推行"两票制"，压缩了药品流通环节，流通秩序逐步规范，行业集中度进一步提升。

（三）进一步加强医药、医保、医疗联动改革

2018 年，国家药品监督管理局、国家医保局、国家卫生健康委各司其职，"三医联动"效果初步显现。国家药品监督管理局加强对药品市场的监督管理，查处了成都等个别药企垄断药品哄抬药价现象，加快推进仿制药质量疗效一致性评价，以及进行药品持有人制度、分类注册制度等一系列改革，有力保障药品质量和市场稳定，大大推动了我们从制药大国向制药强国的跨越。国家医保局积极做好药品集中带量采购、医疗服务价格调整等工作，保证群众用上质高价廉的药品，做到了腾空间、调结构、保衔接的落实。国家卫生健康委积极配合做好谈判成功药品进入医院、异地就医结算和支付方式改革、医疗服务价格调整、加强对中标药品以及所涉及的原料药生产企业的监测、加强对公立医疗机构优先使用集中采购中标药品的监测等工作，"三医联动"效果明显。从此，"三医"真正得以"联动"，克服了过去存在的联而不动、动而不联的"顽症痼疾"。

三、"五项制度"持续推进，各项改革任务如期完成

2018年，坚持保基本、强基层、建机制、补短板，强化医疗、医保、医药联动改革，进一步增强改革的整体性、系统性、协同性，不断巩固拓展深化医改成效。

（一）分级诊疗制度建设稳步推进

着力推动医联体建设，促进优质医疗资源下沉，推动区域内医疗资源有效共享。中央财政投资42亿元支持664个医疗卫生机构建设，县级医院门诊与住院人次明显增长。发布了2018—2020年大型医用设备配置规划。启动了新一轮改善医疗服务行动，开展"优质服务基层行"活动，10个省份开展"社区医院"建设试点。2018年9月，在山西运城召开了县域综合医改现场会，推广山西省探索实施县乡医疗卫生一体化改革做法，进一步明确保障和引导机制，完善基层医疗卫生机构绩效工资政策，实现县级强、乡级活、村级稳、上下联、信息通，推动县乡、乡村医疗卫生机构一体化改革。22个省份建立省级远程医疗平台，远程医疗协作网覆盖所有地级市和1800多个县。全年新招收住院医师10.8万人，紧缺专业人才约占1/4，培养全科医生4.3万人。加强各层级医疗卫生机构之间药品目录的衔接，放开医务人员在城市医疗集团和县域医共体内执业限制，推动上级医疗机构下转患者数量持续增长。同时，家庭医生签约服务淡化指标，强化质量。上海长宁区的"双激励"

效应、江苏盐城大丰的"梯度结构"服务包、深圳出台规范性文件等做法，使家庭医生签约服务得到进一步规范和加强。

（二）现代医院管理制度建设进一步加强

一是2018 年，50% 省份启动了现代医院管理制度试点，积极推进公立医院章程制定工作，积极落实中共中央办公厅《关于加强公立医院党的建设工作的意见》和《公立医院领导人员管理办法（暂行)》，完善以公益性为导向的公立医院考核机制，推动各级各类医院内部管理规范化、精细化、科学化，完善公立医院运行新机制。二是绝大多数省份印发了按病种收费、医疗服务价格改革文件，巩固破除以药补医改革成果，积极协调财政部门加大投入，继续支持县级和城市公立医院综合改革。优化调整医疗服务价格，推动将医疗服务价格调整权限下放到市和有条件的县，逐步建立以成本和收入结构变化为基础的价格动态调整机制。三是积极推进公立医院薪酬制度改革。按照习近平总书记"两个允许"要求，公立医院薪酬制度改革试点扩面提速，试点医院超过2800 家，推动建立多劳多得、优绩优酬的激励机制，人员支出占医院业务支出的比例逐渐提高。上海、重庆等地积极探索效果明显。四是控制医疗费用不合理增长。重点控制不合理用药、不合理检查和不合理治疗行为，进一步规范合理用药和药物临床使用管理。

（三）医疗保障体系进一步健全

2018 年，我国医疗保障体系进一步完善健全，居民基本医疗保险人均财政补助标准再增加40 元，加大大病保障力度，其中一半用于大病保险。发挥多层次兜底保障体系作用，构建起了农村贫困人口基本医保、大病保险、医疗救助、补充保障措施"四重保障线"，建档立卡贫困患者个人自付比例进一步下降。大病集中救治由 9 种增加到 21 种，累计救治患者 54.8 万名。国家确定 100 个病种及其临床路径，深化医保支付方式改革，在深圳、三明、克拉玛依等地积极开展 DRGs 付费试点。深入推进跨省异地就医直接结算，把更多的医院纳入进来，逐步解决农民工和"双创"人员跨省异地住院费用结算问题。同时积极发展商业健康保险和探索建立长期护理保险制度。

（四）药品供应保障制度进一步完善

2018 年 3 月 21 日，国务院办公厅印发《关于改革完善仿制药供应保障及使用政策的意见》，鼓励使用通过一致性评价的仿制药。按照"优质优惠、公平可及"的思路，2018 年 9 月 30 日，国家卫生健康委、中医药局发布《国家基本药物目录》（2018 年版），品种数量从 2012 年版的 520 种增加到了 685 种。按照国务院要求，落实进口抗癌药物实施"零关税"配套工作方案，让政策福利更多惠及患者。建立健全易短缺药品监测预警和清单管理制度，分类精准施策，保障用药稳定供应。进一步改革完善了儿童用药供应保障体制机制，研究制定了第三批鼓励研发儿童用药清单，确保儿童用药安全。围绕进一步挤压药品流通领域价格水分，鼓励省际跨区域联合采购和专科医院联合采购，推动各省药品购销"两票制"方案落地。推动高值医用耗材领域改革，多措并举把虚高价格降下来。

（五）综合监管制度基本建立

2018 年 7 月 18 日，国务院办公厅印发《关于改革完善医疗卫生行业综合监管制度的指导意见》（国办发〔2018〕63 号），建立起了国家层面的综合监管协调和督察机制，综合监管制度基本建立。同时，加强全过程监管，加大"双随机""一公开"国家监督抽查力度，2018 年检查 30.8 万家单位。认真贯彻落实国家发展改革委、人民银行、商务部等 28 个部门《关于加强对外经济合作领域信用体系建设的指导意见》（发改外资〔2017〕1893 号）、《关于对对外经济合作领域严重失信主体开展联合惩戒的合作备忘录》，28 个部门联合发布《关于对严重危害正常医疗秩序的失信行为责任人实施联合惩戒合作备忘录》（发改财金〔2018〕1399 号），严肃查处和联合惩戒涉医违法犯罪，积极推进卫生健康领域社会信用建设。

（六）相关领域改革效果明显

一是公共卫生服务方面，人均基本公共卫生服务经费补助标准提高至 55 元。国家卫生健康委启动重大疾病防控专项行动，印发《全国健康城市评价标准体系（2018 版）》，在 38 个城市开展预评价。发布 41 项职业卫生和放射卫生标准，建立危重产妇和新生儿救治中心 6400 多个，省地两级实现全面覆盖。二是"放、管、服"方面，制定多个激发医疗领域投资活力的文件，推出 10 项配套举措，整合不同部门社会办医审批流程，简化医养结合审批程序。所有医疗机构、医师、护士实行电子化注册管理。三是医疗纠纷治理方面，《医疗纠纷预防和处理条例》正式施行，医疗纠纷化解机制更加多元，建立严重危害正常医疗秩序的失信行为责任人联合惩戒机制。四是医养结合方面，制定安宁疗护标准规范，在 90 个城市开展医养结合试点，设立医养结合机构近 4000 家。五是中医药服务能力进一步提升。2018 年简化了确有专长人员资格考核、中医诊所备案、古代经典名方、院内制剂等注册审批手续，实施中药标准化项目，启动了重大疑难疾病中西医临床协作试点，加强少数民族医药工作，推进中医药服务和中医医疗器械科技创新，加快粤港澳合作中医药科技产业园建设，公布了 72 家国家中医药健康旅游示范基地。

六是在信息化建设方面，国家卫生健康委和中医药局制定了《互联网诊疗管理办法（试行）》《互联网医院管理办法（试行）》《远程医疗服务管理规范（试行）》，将 2018 年 4 月国务院办公厅《关于促进"互联网 + 医疗健康"发展的意见》落地。同时，合力实施新药创新研制、传染病防治等重大科技专项，艾博卫泰等 8 个 1 类新药获批上市，完成第四批国产高端医疗设备遴选，全链条创新研发技术体系不断完善。

新医改好未来

中国医改开启伟大新征程
为现代强国提供健康根基

2019 年 3 月 17 日，我们满怀兴奋之情迎来了新医改十周年。因为对于医改人来说，这一天就好比是自己的"生日"；对于全国人民而言，是享受基本医疗卫生制度作为公共产品的开始。新医改是我国卫生健康事业史和医改史上的一次伟大变革，正是这场伟大革命推动了我国卫生健康事业和医改事业的伟大飞跃！

十年来，党和国家，始终坚持以人民为中心的发展思想，始终坚持以人民健康为中心的发展理念，始终坚持把基本医疗卫生制度作为公共产品向全民提供的基本理念，始终坚持"保基本、强基层、建机制"的基本原则，始终坚持"统筹安排、突出重点、循序渐进"的基本路径，不断完善顶层设计，分层次推进改革，人民健康状况和健康公平性、可及性持续改善，医改各项工作取得了举世瞩目成就。

党的十九大，向全国各族人民发出了到 21 世纪中叶把我国建设成为社会主义现代化强国的奋斗目标。今天，当今世界处在百年未有之大变局的特殊历史时期，我们从未像今天这样接近实现中华民族伟大复兴的目标，面对纷繁复杂的国际国内形势和环境，我们必须时刻保持清醒和理智。我们充分认识到，没有健康人民，就没有健康中国；没有健康中国，就没有现代化强国。我们必须信心百倍，敢啃硬骨头，咬定青山不放松，努力实现《"健康中国 2030"规划纲要》发展目标和"建成与社会主义现代化国家相适应的健康国家"长远目标，为建设社会主义现代化强国，夯实筑牢健康根基，提供强大健康支撑。

今天，我国新医改已经站在了新的更高的历史起点，开启了奔向现代化强国目标的伟大新征程。相信在以习近平新时代中国特色社会主义思想指引下，通过全国人民的共同努力奋斗，到 2030 年，实现健康绩效水平持续提高，让群众看病不再难、不再贵成为现实，让人民群众有更多获得感。

一、打好一系列组合拳，群众看病不再难

解决看病难是新一轮医改的主要目标之一。在十年新医改基础上，通过全国上下共同努力，多措并举，群众看病难问题会得到一个较好的解决。

一是非营利性医疗卫生机构真正回归公益性。通过取消药品加成，降低大型医疗设备检查检验价格，不断加大财政投入力度、药品耗材集中带量采购，实现"腾笼换鸟"、调整医疗服务价格，真正体现医务人员的技术劳务价值，彻底斩断医务人员收入与药品耗材、检查检验的联系，提高医保保障能力水平，公立医院真正回归为人民健康服务的公益性，医生真正回归为患者看病的本质，药品耗材真正回归治病的功能，过度检查、过度用药、过度治疗、过度住院问题将得到进一步解决。

二是各级医疗机构回归功能定位，实现分级诊疗。通过不懈努力，医疗卫生资源总量不足、质量不高、结构与布局不合理、服务体系碎片化等问题得到解决。通过进一步落实《全国医疗卫生服务体系规划纲要（2015—2020 年）》，各级医疗机构回归功能定位，三级教学医院负责疑难杂症和急危重症的研究与诊治，其他临床医院负责大病的诊治，大医院住院患者均需由基层上转，基层医疗卫生机构负责常见病、多发病的诊治，各级医疗卫生机构把基本公共卫生服务作为第一职责落实好。

三是家庭医生签约服务制度全面建立。居民建档立卡签约服务全面开展，家庭医生签约服务覆盖全人群，签约服务成为居民自觉行为，实现能签则签、应签尽签，家庭医生真正成为城乡居民信任的健康守门

人，首诊到基层将成为城乡居民的就医习惯。群众可免费享用慢性病药物和基本药物服务。

四是建立卫生医疗共同体，实现预防为主。通过法人、行政、人力、财务、资产、技术、管理、待遇等进行统一，将基层县、乡、村三级医疗卫生机构，城市三级、二级医院和社区卫生服务机构整合为一个法人，突出治未病理念，建立"卫生医疗共同体"，实现医务人员、优质资源在共同体内有序流动，让群众在卫生院、卫生室就能享受到市县医院医生的诊疗服务。突出公共卫生和预防为主，制定明确转诊标准，建立起医疗机构做好公共卫生和治疗的财政、医保、绩效考核机制，重治疗、轻预防的问题从根本得到扭转。

五是吸引优质医疗资源下沉。通过逐步提高医务人员待遇、特别是显著提高基层待遇，借鉴国外经验做法，建立大额基层工作补贴，吸引更多优秀医务人员到基层一线工作，让优质医疗资源下沉到底。通过大数据、云计算、远程医疗协作网等支撑作用，提升基层服务能力，让更多基层群众可以足不出户享受到城市大医院的服务技术和水平。

六是医保资金与基层绑定。医保部门与基层医疗卫生机构和家庭医生直接签约，家庭医生不仅是居民健康守门人，还将成为医保基金安全管理的守门人。家庭医生的收入将与居民健康绩效状况、医保资金管理情况挂钩，进一步发挥医保对患者就医的引导、激励作用。

七是无障碍就医成为现实。更多医务人员将中西医技术、多个学科技术集于一身，成为更高水平的全科医生，为群众提供更好的医疗服务。未来在5G等信息技术支持下，为全人群提供全生命周期的从受孕到生命终点的医疗卫生服务将成为现实，每一个公民可在全国任何一个城市的医疗卫生机构实现连续性医疗服务、即时性医保报销的无障碍就医。

二、从医疗保障到健康保障，群众看病不再贵

在制度建设方面，基本医疗保险进一步得到完善，医保的公平性进一步提高；城乡居民大病保险全面实施，医疗救助的精准扶贫、精准救助进一步提高；筹资机制进一步完善，逐步将目前按固定金额缴费的筹资方式转变为按收入的一定比例缴费；保障能力与经济发展水平相适应，待遇水平与筹资能力相匹配，地区间筹资待遇调整更加公平合理；改进医保个人账户，建立完善基本医疗保险门诊统筹，建立促进分级诊疗制度，促进医疗服务资源整合利用；多层次医疗保障体系进一步完善，积极促进商业保险，各种医保制度之间的衔接更加顺畅高效。到2030 年，基本医疗保险待遇水平更加稳定，重特大疾病救治待遇水平进一步提高，有效降低灾难性卫生费用风险发生率，建立个人医疗费用控制机制，完善对低收入人群精准保障机制；将基本公共卫生与基本医疗保险进行整合，逐步实现医疗保险向预防保险、健康保险过渡和发展，继续整合城乡居民医保、城镇职工医保，进一步实现医保的公平性，不断提高统筹层次，基本建立统一的国民医疗保险制度。

在管理方面，大力推进医保支付方式改革，DRGs 支付方式全面推开，与医药机构的谈判协商机制已比较成熟；增强基本医疗保险基金可持续性，严格落实医保基金预算管理，建立科学合理的地区间基金平衡机制；全面实现医保智能监控，将医保对医疗机构的监管延伸到医务人员医疗服务行为的即时管理。加强经办队伍建设，强化部门配合，加强打击医疗欺诈；引入社会、市场力量参与经办管理，探索经办服务的多

元治理、分工协作。到 2030 年，经办机构管理更加科学化、规范化、社会化，服务能力进一步提升；参保人员利益代表的角色作用明显；实现经办管理的多元化，经办服务购买和监管机制更加完善；医疗保险预算管理全面建立，建立宏观卫生费用预算管理与医疗保险预算管理的匹配机制；医疗保险基金预算管理下的复合式支付制度进一步建立，住院全面实现 DRGs 付费管理，门诊医疗服务实现按人头付费，患者门诊就医和住院治疗实行定额付费，群众看病就医负担将从根本上减轻。

三、公卫保障力度进一步提高，预防为主成为自觉行为

在公共卫生服务方面，一是立法进程明显加快，与基本医疗卫生法相衔接，积极推进基本公共卫生服务管理立法进程，无论是医疗机构还是公共卫生机构，均把做好公共卫生服务、突出预防为主作为第一责任，以法律形式刚性约束各级政府履行好基本公共卫生服务责任，约束医疗机构落实公共卫生职责和任务。

二是相关配套政策更加完善，人事政策、编制政策、待遇政策、乡村和社区政策、医疗机构公共卫生职责政策、经费保障政策等更加完善，与实施健康中国战略要求更加配套。逐步建立以人为本、预防为主、防治管结合的新型健康管理服务模式，全面推行"全科团队、签约服务、预防为主、基层首诊、预约服务"新型服务模式，大力推进分级诊疗制度，二三级医院优先使用基本药物，向群众提供公平可及、健康

优先、综合连续、有效协调的健康服务。

三是完善公共卫生服务项目管理。科学决策机制更加完善，建立公开、有效、透明决策机制，专家参谋咨询作用更加凸显。将公共卫生服务项目列入各级医疗机构、卫生服务机构重要职责和考核内容；建立多部门协调联动机制，所有政策要符合推进健康中国战略要求。

四是科学管理项目内容和任务指标。进一步扩展服务项目和服务内容，建立服务项目动态调整机制，《"健康中国2030"规划纲要》要求的各项指标任务将如期实现或提前实现，人民健康水平将持续改善。

五是向居民提供更高水平的公共卫生服务。不断提高公共卫生服务经费增长幅度，将人均基本公共卫生服务经费标准提高到更高水平；巩固现有服务项目，扩大覆盖面和服务人群，服务项目进一步优化，服务内容进一步扩展，确保不同地区、不同身份、不同收入水平居民平等享受国家基本公共卫生服务。

在重大疾病预防控制方面，一是重大疾病防治取得积极进展，建立由重疾病治疗向重全民健康管理转变的防治模式，制订我国国民健康策略和重大疾病防治中长期规划，进一步突出预防为主的地位和作用，努力实现让群众"不生病、少生病、晚生病、不生大病、晚得大病"的防治目标。

二是进一步健全重大疾病防治体系、全民健康管理制度和服务体系，以健康管理为平台，早筛查、早诊断、早预防、早治疗等得到进一步落实，通过推行分级诊疗、疾病社区管理、健康干预、医保策略、整合医疗、监测评估等策略实施，减少政策碎片化，实现全民健康管理。

三是完善重大疾病防治体系，科学合理划分医疗机构与卫生机构职责，进一步整合医疗机构和卫生机构职能，完善重大疾病防治体系，突出医疗机构在重大疾病防治体系中的地位和作用，进一步明确医疗机构第一职责是预防。

四是"互联网＋"在重大疾病防治中作用更加明显。以 5G 技术利用为契机，以"互联网＋"为手段，信息收集进一步智能化和系统化。全国疾病预防、疾病治疗、重大疾病防治信息化建设更加协调统一，整合各类疾病监测系统，发挥大数据、云计算和人工智能作用，居民健康卡进一步普及、功能进一步开发，具有患者就诊、健康记录、病案管理、医保报销、健康干预等疾病管理和健康管理功能。

五是重大疾病防控研究创新力度进一步加大。疫苗与新药的研发，尤其是针对艾滋病、结核病、肿瘤等重大疾病疫苗和特效药研发的投入明显增加，进一步加强科研力量的整合与协作，实施一批重大科研项目攻关。中医药的地位和作用更加凸显。

六是爱国卫生运动作用更加明显，进一步发挥各级政府统筹和主导作用，继续发挥爱国卫生运动在重大疾病防控中的统筹协调作用，健康中国、健康省市、健康城市、健康村镇取得明显效果，人民群众健康素养明显提高，从源头上减少和控制疾病传播。

四、药品供应保障体系更加完善，中医药地位和作用进一步凸显

一是国家药物政策进一步完善。坚持"健康优先"原则，以基本药

物制度为基础，推进国家药物政策框架和协调机制建设，各行政管理部门职责进一步理顺，药物管理政出多门问题将得到根本治理，从根本上解决药品领域多部门协调和政策衔接问题。

二是药品耗材价格机制进一步健全。按照政府调控和市场调节相结合的原则，药品耗材价格形成机制进一步健全。通过医保谈判、医保购买、医保支付、信息化手段等作用，实施集中带量采购，药品耗材价格将降到合理区间，从根本上抑制药价虚高。基本药物、儿童用药、孤儿药、低价药等生产、保障水平进一步提高，医药、医保、医疗联动机制进一步健全。

三是基本药物制度进一步巩固完善。从主要控制价格转向价格和费用并重，从保障药品供应和公平可及的角度发挥更大作用、拓展更多内涵。公共卫生免费用药所覆盖药品品种和人群范围进一步扩大，对基本药物和非基本药物实行差异化政策，逐步减少患者使用基本药物负担。建立基本药物筹资机制，实现基本药物目录、生产、标识、价格、配送、使用等方面政策统一。

四是生产流通体系进一步转型升级。通过推行公立医院药品集中采购"两票制"、医保部门集中带量采购等政策，药品行业集中度明显提高，研发投入明显增加，专利药、原研药不断增加，药品生产流通秩序进一步转型升级，减少无序竞争、降低流通成本。药品器械流通企业进一步向上下游延伸开展服务，规范医药电子商务，丰富药品流通渠道和发展模式，形成规范化、集约化的现代药品流通体系。短缺药品供应保障和监测预警机制进一步健全，药品储备和应急供应机制得到进一步完善，覆盖基层和偏远地区的城乡医药流通网络基本建成，确保药品及时供应。

五是中医药独特优势作用更加明显。2030年，覆盖城乡的中医医疗保健服务体系更加健全，中西医并重水平将得到根本好转，中医药优势进一步得到发挥，人民群众对中医药认知水平明显提高，中医药服务需求明显增加，中医药非药物疗法在常见病、多发病和慢性病防治中的作用更加明显。2030年，中医药继承创新能力、在治未病中的主导作用、在重大疾病防控中的作用、在疾病康复中的核心作用将得到充分发挥。

五、"非公"与公立医院享有同等地位，社会办医质量明显提高

一是社会办医与公立医院享有同等地位。人们思想中的只有政府办的医疗机构才是国家的，社会办的医疗机构不属于国家的模糊认识将逐步得到纠正。因为无论是财政资金、还是社会资金，都是国家的资金；无论是财政资金举办的医疗机构、还是社会资金举办的医疗机构，都是国家的医疗机构。随着依法办医、依法治国的不断推进，社会办医质量会越来越好、越来越规范，社会办医与公立医院同等重要，都是为人民健康服务的重要力量。社会办医低人一等的时代将成为历史。

二是社会办医空间越来越大。《全国医疗卫生服务体系规划纲要（2015—2020年）》为社会办医预留了充足空间，2020年将达到平均每千人口床位1.5张，目前这个指标在有些地区已经提前实现。对公立医

院的数量、床位和规模也提出了明确的限制性要求，特别是床位规模。只要社会力量能够举办的都可以由社会力量举办，并且不受区域卫生规划的限制，特别是鼓励举办非营利性医疗机构。同时，在土地使用、医保定点、职称评审、财政资金、学科建设、人才培养等方面，社会办医与公立医院享有同等政策待遇。

三是社会办医质量越来越好。到 2030 年，社会力量办医能力明显增强，医疗技术、服务品质、品牌美誉度显著提高，行业发展环境全面优化。通过大浪淘砂，真正形成一大批有较强服务竞争力的社会办医疗机构，基本满足人民群众多元化多样化健康需求，基本形成多层次多样化医疗服务新格局，成为人民群众健康生活中不可缺少的重要组成部分。

四是依法办医环境基本形成。党的十八大以来，开启了建设"信用中国""法治中国"的新征程。党的十八届四中全会通过了《中共中央关于全面推进依法治国若干重大问题的决定》《国务院关于建立完善守信联合激励和失信联合惩戒制度加快推进社会诚信建设的指导意见》（国发〔2016〕33 号）和《关于印发社会信用体系建设规划纲要（2014—2020 年）的通知》（国发〔2014〕21 号）等一系列重大方针政策，加大征信制度机制建设。一些地方将医疗机构和医务人员恶意行为列入"黑名单"，治理整顿医疗机构、医务人员等套保骗保恶意行为，少数坑害患者的民营医院作为扫黑除恶的对象进行严肃处理。深圳市出台了《医疗机构和医师违法执业行为累积记分办法》，扣分严重者将被吊销相关资格。医务人员依法执业、医疗机构依法营业的社会风气越来越好。

五是现代医院管理制度基本建立。《关于建立现代医院管理制度的指导意见》（国办发〔2017〕67 号）要求，无论是公立医院还是民营医院，都要建立符合实际的现代医院管理制度。民营医院要建立医院管理制度，制定医院章程，加大社会办医院党组织组建力度，按照党的要求办医立院，基本摒弃过去落后的、阻碍医院发展的管理理念、管理方式，建立起适应新时代要求的现代医院管理制度，民营医院将"脱胎换骨"。

六、"三医联动"机制全面建立，尊医重卫蔚然成风

一是"三医联动"机制不断迭代升级。1.0 版本是 2009—2018 年，即"三医联动"的探索阶段，相关部门进行不断的磨合协调，总体效果不够理想，但取得了一定成效。2.0 版本是国家进行机构改革后，国家医保局集医保基金管理、医疗服务价格制定、药品价格与集中采购于一身，"三医联动"机制基本形成，联动力度明显加大。3.0 版本是再经过五年、十年努力，医药、医保、医疗联动更加紧密，耦合更加协调，"三医联动"将升级为"六医同步"，即医药、医疗服务价格、医保、医生、医疗、公共卫生的整体联动，在治理药品耗材价格虚高的同时，同步提升医疗服务价格，医保同步衔接保障不增加患者就医负担，逐步建立符合行业的薪酬制度，提高医务人员待遇，同时所有卫生技术人员做好公共卫生服务，把预防为主作为第一职责，将形成了一个"六医同

步"的闭环。4.0版本是到2050年，在3.0版本基础上再经过5～10年努力，医改和健康中国战略相关的部门和系统之间，形成无缝链接，各项工作实现无缝联动，联动机制更加成熟同步。二是符合行业特点的薪酬制度基本建立。用"腾笼换鸟"换来的"真金白银"将医务人员薪酬待遇逐步提高到社会岗位平均工资的3～5倍，充分体现医务人员的行业特点、知识价值、技术价值和劳务价值。同时加强对医务人员教育和严格监管。三是全社会尊医重卫蔚然成风。2030年，公立医院姓"公"，"公益性"得以体现，医务人员真正成为大爱无疆、救死扶伤的"白衣天使"，基层服务能力得到群众信任，医患之间和谐密切，让医疗行业成为广受社会尊重的行业，医务人员社会地位崇高，尊医重卫在全社会蔚然成风。

中国医改的哲学思考

医改是一门综合性和实践性很强、涉及多个系统和领域、事关亿万人民群众福祉的社会实践科学。哲学是理论化、系统化的世界观，是对自然知识、社会知识、思维知识的概括和总结，是世界观和方法论的统一。如果对医改没有一个整体性、系统性的哲学思考和认识，就很难对其有一个全面、正确的认识和判断，也就很难有意识地找到一条正确清晰的改革路径和准确的发力点。

2013 年 11 月，党的十八届三中全会确定了医药卫生体制改革的任务目标；2016 年 8 月，全国卫生与健康大会明确提出要坚持中国特色卫生与健康发展道路，着力推进基本医疗卫生制度建设新突破。2009 年以来，中国新一轮医改取得了显著成效，人民群众获得感明显提高，但是一些突出问题仍然没有从根本上得到较好解决，需要各级党委政府、社会各界，尤其是广大医改工作者"弄潮儿向涛头立""而今迈步从头越"。

没有理性与智慧的哲学思考，是难以探索并且找到破解当前医改主要矛盾和矛盾主要方面的有效解决办法的。习近平总书记在哲学社会科学工作座谈会上指出"坚持和发展中国特色社会主义，需要不断在实践和理论上进行探索、用发展着的理论指导发展着的实践"。马克思主义哲学是评判中国医改的重要思想价值标准。在此，我们运用以人民为中心的发展思想和辩证唯物主义、历史唯物主义的方法，从马克思主义哲学认识论、方法论的维度，透视我国医药卫生体制改革的昨天、今天和明天，对医改进行哲学思考，为闯出一条医改的中国道路，提供一个哲学思考上的借鉴。

一、医改与哲学的辩证关系

60 多年来，医药卫生体制改革从未停止过。既取得了显著成效，也存在一定的不足和问题。但如何站在哲学高度，审视医改的昨天、今天，指引我们走向更好的医改明天，这是需要首先解决的问题。

（一）医改与哲学的辩证关系

马克思主义哲学与具体科学（医改）是一般与个别的关系，二者之间存在着既相互区别又相互联系的辩证统一关系。

二者之间的区别表现在：具体科学（医改）以世界某一特殊领域（医药卫生体制）的具体规律为自己的研究对象，因而其理论具有个别性和特殊性；马克思主义哲学以包括自然、社会和人类思维在内的整个世界的最一般规律作为自己的研究对象，因而其理论具有一般性和普遍性。

二者之间的联系表现在：一方面，马克思主义哲学以具体科学（含医改）为基础，没有具体科学（含医改）的发展，马克思主义哲学既不可能产生，也不可能发展；另一方面，具体科学（含医改）以马克思主义哲学为指导，马克思主义哲学为具体科学（含医改）的研究提供了正确的世界观和方法论。

习近平总书记指出，"哲学社会科学是人们认识世界、改造世界的重要工具，是推动历史发展和社会进步的重要力量"。当前，医改工作需要在马克思主义哲学思想的正确指导下，认真研究医改工作的客观规律，发现其内在的特殊性，丰富和发展马克思主义哲学的人民健康观和中国特色社会主义医改理论，探索出解决医改世界难题的中国办法。

（二）中国医改三个阶段划分

中华人民共和国成立以来，我国卫生事业经历了三个重大改革阶段。第一个阶段是建国的前三十年（1949—1979年），即中华人民共和国成立初期的三十年；第二个阶段是中华人民共和国成立后的第二个三十年（1979—2009年），即改革开放后的三十年；第三个阶段是从2009年至今。2009年3月，中共中央、国务院颁布《关于深化医药卫生体制改革的意见》（中发〔2009〕6号），拉开了我国新一轮医药卫生体制改革，即第三个阶段医改的大幕。医改涉及各方利益的重新调整，新医改方案一经公布，就立即引起社会各界的高度关注。一时间各种思想、观点、看法蜂拥而至，一直到今天都争论不休，众说纷纭。

第三个阶段，既不同于中华人民共和国成立初期，国家百废待兴，人民热情高涨，卫生事业从无到有，更多需要发挥政府"计划"手段作用的第一阶段；也不同于改革开放初期，国家刚刚从计划经济中走出来，人民群众渴望过上经济发展的美好生活，一些人过多的相信了"市场"的作用。第三个阶段，尤其是党的十八大之后，在"五位一体"总体布局和"四个全面"战略布局、"五大发展"理念的正确指引下，医改工作更加科学和理性，始终坚持人民主体地位和医改公益性的正确方向，明确提出了"以基层为重点，以改革创新为动力，预防为主，中西医并重，将健康融入所有政策，人民共建共享"的新时期卫生与健康工作方针，走出了一条具有中国特色的卫生与健康发展道路。

（三）评判中国医改的"三个标准"

中国医改既面临着前所未有的向好发展机遇，也面临着前所未有的经济下行压力等新常态的挑战，需用世界观与方法论对中国医改进行哲学思考，让我们更加清晰地看到，中国医改的站立点、中国医改为了谁、中国医改何处去、中国医改改什么、中国医改如何改，然后对症下药，从根本上解决问题。当前，中国医改需要重点解决以下三个问题。

一是评判中国医改的世界观（为谁改）。评判中国医改的世界观，说到底就是：医改是坚持"公益性"方向还是坚持"私利性"方向，是坚持政府主导还是坚持市场主导；进一步讲就是医改"为了谁"的问题，是为了绝大多数人，还是为了少数人，是为了人民大众，还是为了其他什么人（群），这是医改首先要解决的根本性问题。我们是社会主义制度国家，我国的根本政治制度是人民代表大会制度，国家的一切权力和利益属于人民。习近平总书记明确提出"我们党从成立起就把保障人民健康同争取民族独立、人民解放的事业紧紧联系在一起"，"要把人民健康放在优先发展的战略地位"。中国医改要坚持以马克思主义哲学作为评判的思想价值标准，要坚持党的十八大确立的指导思想和习近平总书记系列重要讲话精神，要坚持人民主体地位和以人民为中心的发展思想，要坚持生存权、健康权是最基本的人权，健康保障是社会保障体系的根本保障，健康保障的水平是衡量经济社会进步发展的普遍标准，这是人类公认的，也是中国特色社会主义制度所追求的卫生事业发展的价值观和医改发展的价值观。

二是评判中国医改的方法论（怎么改）。世界观和方法论是马克思主义哲学的两个重要维度。世界观是方向，是战略问题，方法论是服从、服务于世界观的，是战术问题。所谓"方法论"就是在改革的正确方向确定之后，为解决改革中存在的矛盾和问题所采取的一系列方法、措施等。

三是评判中国医改成败的标准（获得感）。医改成效如何，最终由全体中国人民的健康状况来衡量和决定。习近平总书记强调："健康是促进人的全面发展的必然要求，是经济社会发展的基础条件，是民族昌盛和国家富强的重要标志，也是广大人民群众的共同追求……没有全民健康，就没有全面小康。"所以，衡量医改成败的关键是人民群众的健康获得感。

二、对中国医改三个阶段的哲学浅思

下面，我们就用公认的价值观作为"一个尺度"（马克思主义哲学），从哲学的"两个维度"（马克思主义哲学的世界观和方法论），透视中国医改的"三个阶段"，找到我们现在的位置、前进的方向和采取的策略。

第一阶段：中华人民共和国成立初期的 30 年（1949—1979 年）

第一阶段的世界观——确立了"一切为了人民健康"的基本观点和工作方向。

根据这一基本观点，制定了系统的卫生工作方针政策；卫生事业的社会性质确立为公益福利性质；政府承担起了保障人民健康的社会责任；把"救死扶伤，治病救人"确立为卫生行业的宗旨，提出了把医疗卫生工作的重点放到农村去的正确主张。

第一阶段的方法论——紧紧围绕"一切为了人民健康"的世界观，确立卫生工作的方向。中华人民共和国成立初期，国家面临着内部基础薄弱、百废待兴和外部封锁的复杂社会背景，肩负着巩固政权，发展经济的历史责任。从我们党的宗旨出发，我们国家把卫生事业的社会性质确立为福利性质，政府义无反顾地承担起了保障人民健康的社会责任，把"救死扶伤，治病救人"作为卫生工作的根本宗旨和社会职能；本着实事求是的态度，制定了系统的卫生工作方针政策，总体上采取了低水平、广覆盖、"赤脚医生"、爱国卫生运动、重点干预等一系列符合国情实际的、"接地气"的卫生工作策略。

第一阶段成果显著——这一阶段，我国卫生事业从无到有，蓬勃发展，取得了举世瞩目的成就。在当时积贫积弱、百废待兴和国际反华势力重重打压排挤下，国内政治坚如磐石，社会安定团结，人民安居乐业。"一切为了人民健康"的卫生工作方针和逐步健全的健康保障体系，是"全心全意为人民服务"宗旨在卫生工作中的具体体现，这对增强党的凝聚力，维护国家政治稳定发挥了重要作用。

国务院研究机构提供的资料显示，当时卫生工作取得巨大成功。一是逐步形成包括医疗、预防、保健、康复、教学、科研等在内的比较完整、布局合理的城乡医疗卫生服务体系。二是在城镇地区，公费医疗和劳保医疗制度基本上覆盖了所有的劳动者；在农村地区，合作医疗制度逐步普及，覆盖了90%左右农村人口。三是国民健康水平迅速提高，不少国民综合健康指标达到中等收入国家水平。中国用占GDP 3%左右的卫生投入，基本满足了所有社会成员的基本医疗卫生服务需求，被一些国际机构评价为发展中国家医疗卫生工作的典范。

但这一阶段后期，受到计划经济的严重束缚，卫生事业发展陷入困境。主要原因一是国家经济基础薄弱，医疗资源匮乏；二是"大锅饭""平均主义"挫伤了医务人员积极性，医疗机构活力不足；三是管理体制落后，医疗资源浪费严重，国家负担较重等。这些问题积重难返，形成了第二阶段医改的社会背景。

综上所述，中华人民共和国成立之初，医疗卫生事业取得了许多成功经验，概括讲就是：世界观（方向）是正确的，方法论（方法）是得当的。后期出现的问题，主要是方法论的问题，或者说是改革中、发展中的问题，而不是方向性的问题。

第二阶段：改革开放后的三十年（1979—2009 年）

第二阶段的世界观——改革开放后，人们在思想观念上挣脱了单纯计划经济的束缚，走上了市场经济的道路。一些人过分相信市场的作用，信奉"市场万能论"，走向了另一个极端，一股脑摒弃了第一阶段卫生事业发展的正确的"世界观"和"方法论"，不再提医疗卫生行业的公益性，把所有的问题交给市场，医疗卫生行业出现了过度市场化；不再提健康保障的政府主导、国家责任，救死扶伤的人道主义让位于等价交换的市场法则。医务界充斥着"断奶绝粮、自寻出路"的声音，直至提出国退民进、政府给政策不给钱的不恰当主张，公立医院走上了"自己养家糊口"的路子。

第二阶段的方法论——世界观如果失去了正确方向，方法论也就出现问题。第二阶段所有的"方法"都围绕"市场"展开，市场只青睐有支付能力的消费者。当时，对医疗市场机制理论上缺乏研究，实践上缺乏探索，效果上缺乏评价监督机制。在没有弄清楚如何利用市场机制实现人民群众健康保障目标、实现卫生行业的良性发展情况下，就把医疗卫生行业盲目推向"市场"。医院盲目扩张，出现万张床位的超大型医院；为了医院发展和医务人员的福利待遇，院长张口闭口谈论的都是经济收入，成为名副其实的"老板"；医务人员通过开大处方、大检查、大治疗等"制造"患者，成为名副其实的"商人"。

第二阶段的结果——第一阶段建立的覆盖全民医疗保障体系逐渐"解体"，尤其是合作医疗制度，一夜之间化为乌有。有些地方把公立医院全部卖掉，以至于现在投入巨资重新建设新的公立医院。公立医院之间出现了"大鱼吃小鱼"现象，大型医院"虹吸"基层患者和技术好的医务人员，医疗资源不断向大城市、大医院集中，基层医疗资源严重匮乏，服务能力十分弱化。建设靠国家、吃饭靠自己和政策不给钱的政策，造成本来是一个整体的医疗机构，自负盈亏、各自为政，医疗管理围绕经济利益展开，医疗机构之间的合作、帮扶大多以经济利益为主导。医患关系变成不对称的交易和买卖关系，过度检查、过度治疗现象普遍，"白衣天使"也被妖魔化为"白骨精"，"双百院长"等医疗腐败案不断上演和加剧。医疗规范、职业道德、行业风气受到前所未有的挑战，抗生素等药物滥用行为挑战人类自身生态平衡，挑战医学道德伦理底线，伤医、害医、杀医"惨剧"屡屡发生。以药补医与药价虚高互相搭台唱戏、遥相呼应，看病难、看病贵连续多年成为全国"两会"关注热点，广受社会诟病。据 2005 年卫生部公布的《第三次国家卫生服务调查主要结果》显示，全国近半数人口看不起病，与第一阶段形成巨大反差，健康保障问题成为影响社会稳定的深层原因。2005 年 7 月国务院发展研究中心发布的课题研究报告认为，中国的医疗卫生体制改革基本上是不成功的。

综上所述，在第二阶段，医学伦理、医患双方之间的信任底线、道德底线均遭遇了前所未有的挑战和危机。医学伦理学的研究和实践必须坚守普世的价值坐标体系。当普世的坐标体系游离之后，医学伦理学的核心价值观也不应脱离和改变，医学要守住灵魂中的精神"堡垒"。目前，在客观上，不是医学伦理学脱离了社会实践，而是社会实践脱离了医学伦理学。卫生事业发展中出现的医患关系、职业道德、行业风气等问题，主要源于医疗体制中"世界观"和"方法论"的迷失。这一阶段改革，世界观（方向）出现了偏差，方法论（方法）出现了问题。

第三阶段：新一轮医改以来（2009 年至今）

第三阶段的世界观——2009 年，国家发布《中共中央国务院关于深化医药卫生体制改革的意见》（中发〔2009〕6 号），拉开了医改第三阶段的大幕。新一轮医改回归了救死扶伤、一切为了人民健康的服务宗旨，回归了卫生事业的公益性质，回归了国家责任、政府主导的运行机制。习近平总书记明确提出，政府对公立医院要履行领导责任、保障责任、管理责任、监督责任。在全国卫生与健康大会上，进一步强调要坚持基本医疗卫生事业的公益性质，把人民健康放在优先发展的战略地位，要以公平可及和群众受益为目标把医改向纵深推进，再一次为医改指明了前进方向。

第三阶段的方法论——这一阶段，坚持把基本医疗卫生制度作为公共产品向全民提供的基本理念，坚持保基本、强基层、建机制的基本原则，坚持统筹安排、突出重点、循序渐进的基本路径，紧紧围绕中央确定的医改重点任务，加强顶层设计，蹄疾步稳，集中力量推进医改。2009年提出要加强基本医疗保障体系、基层医疗服务体系、基本公共卫生服务体系建设，建立国家基本药物制度，推进公立医院改革试点。"十二五"期间，以建设符合国情的基本医疗卫生制度为核心，在加快健全全民医保体系、巩固完善基本药物制度和基层医疗卫生机构运行新机制、积极推进公立医院改革3个方面实现重点突破。全国卫生与健康大会提出，要着力推进基本医疗卫生制度建设，努力在分级诊疗制度、现代医院管理制度、全民医保制度、药品供应保障制度、综合监督制度等五项基本医疗卫生制度建设上取得新突破。

第三阶段的成效明显——一是健全覆盖城乡全体居民的基本医保体系。职工医保、城镇居民医保和新农合三项基本医保的参保人数超过13亿，参合（保）率多年保持在95%以上。2016年1月，整合全国的城乡居民医保，城镇居民医保和新农合人均财政补助标准提高到420元，政策范围内住院费用报销比例提高到75%左右。城乡居民大病保险制度覆盖约7亿人口，大病保险患者在基本医保报销比例的基础上又提高10%~15%，建立完善疾病应急救助制度，进一步筑牢医疗保障网。二是基本建立国家基本药物制度和基层医疗卫生机构运行新机制。2011年7月，基本药物零差率销售覆盖所有政府办基层医疗卫生机构；2011年12月，以管理体制、人事制度、分配制度、药品采购制度和经费保障制度为主要内容的基层综合改革基本完成，逐步在全国范围内建立起了公益性的管理体制、竞争性的用人机制、激励性的分配机制、规范性的药品采购机制、长效性的补偿机制，构建起了维护公益性、调动积极性、保障可持续的基层运行新机制，结束了基层医疗卫生机构几十年的以药补医历史。基本药物实行新的采购机制，药品价格大幅下

降。三是大力加强基层医疗卫生服务体系建设。中央和地方加大投入力度，大力
支持县级医院和基层医疗卫生机构建设，基本实现村村有标准化卫生室、乡乡有
标准化卫生院、县县有达标县医院的目标。同时加快建立全科医生和住院医师规
范化培训制度，加强以全科医生为重点的基层医疗卫生人才队伍建设。实施农村
订单定向免费培养医学生计划，中央加大财政投入支持住院医师参加规范化培训。
乡村医生队伍得到进一步稳定和优化，基层硬件和软件水平得到明显改善。四是
推动建立基本公共卫生服务均等化制度。从 2009 年开始，国家免费为城乡居民提
供基本公共卫生服务。政府补助标准不断提高，从 2009 年人均 15 元提高到 2016
年的 45 元以上，项目类别增加到 12 大类 40 多项。同时实施艾滋病防治、妇幼卫
生等重大公共卫生服务项目惠及千家万户，推动卫生发展模式从重疾病治疗向重
健康管理的重大转变，更好地守护人民群众身心健康。五是有序推进公立医院改
革。2012 年国家启动第一批 311 个县级公立医院综合改革试点，2014 年新增第二
批 737 个国家改革试点县（市），国家和省级试点县扩大到 1363 个，2015 年实现
了全面推开。城市公立医院改革试点城市从 2010 年的 17 个，逐步增加到 2016 年
的 200 个，预计 2017 年将全面铺开。"三明医改模式"得到了世界银行、世界卫
生组织和国家有关部门以及各地的认可。

综上所述，面对医改这个世界性难题，党中央、国务院坚持公益性（认识论）
的正确方向，着力推进基本医疗卫生制度建设，把人、财、物等资源重心下沉到
基层（方法论），直奔保障民生和卫生工作重心。这一阶段，世界观（方向）是正
确的，充分体现了在坚持医改"世界观"上的战略定力，毫不动摇地坚持医改公
益性的正确方向；方法论（方法）是科学的，充分体现了在"方法论"上的坚定
原则性和高度灵活性的统一，不断根据形势和任务，及时调整方法策略和工作
重点。

三、哲学思考对中国医改未来的启迪

习近平总书记强调，科学认识当前形势，准确研判未来走势，是做好各项工

作的基本前提。看待形势，不能只看眼前、看局部、看单科，更要看趋势、看全局、看总分。当前医改进入深水区和攻坚期，当下的改革是涉险滩、动奶酪、啃硬骨头，其复杂程度、敏感程度、艰巨程度，一点都不亚于三十多年前。这就要求我们必须运用马克思主义哲学原理，从对立统一、普遍联系、发展变化等角度，全面、系统、科学地认识和研判当前医改所面临的形势和任务，透过现象看到本质，更好地推进和深化医改，充分发挥医改在全面建成小康社会和健康中国建设中的重要作用。

（一）坚持正确的改革方向，闯出一条具有中国特色的医改成功之路

通过持续六十多年的医改正反两方面的经验证明，只有坚持正确的改革方向，卫生与健康事业才能得到更好、更快发展，人民群众才能得到更多实惠。一要继续坚持医改公益性的正确方向。新一轮医改以来，我们始终坚持公益性的改革方向，坚持把基本医疗卫生制度作为公共产品向全民提供的基本理念，坚持保基本、强基层、建机制的改革原则，坚持统筹安排、突出重点、循序推进的基本路径，医改取得显著成效。2015 年，我国人均预期寿命提高到 76.34 岁，孕产妇死亡率、婴幼儿死亡率分别下降 20.1/10 万和 8.1‰，提前实现了"十二五"医改规划目标和联合国千年发展目标。二要走出一条具有中国特色社会主义的医改道路。中国是一个有着 13 亿多人口的大国，必须与时俱进，坚持调结构、转方式、惠民生，深化卫生计生供给侧结构性改革，以创新方式不断满足群众的医疗卫生需求，以创新思维和举措破解医改难题。从 1950 年 8 月，卫生部与中央人民政府革命军事委员会卫生部联合召开第一次全国卫生会议，确定"面向工农兵、预防为主、团结中西医、卫生工作与群众运动相结合"的卫生工作方针，到 1997 年《中共中央、国务院关于卫生改革与发展的决定》提出"以农村为重点，预防为主，中西医并重，依靠科技和教育，动员全社会参与，为人民健康服务，为社会主义现代化建设服务"的卫生工作方针，再到 2016 年 8 月全国卫生与健康大会提出"以基层为重点，以改革创新为动力，预防为主，中西医并重，将健康融入所有政策，人民共建共享"的卫生与健康工作方针，既体现了历史的延续性，又具有鲜明的时代性，强调将健康融入"万策"，人民共建共享，充分体现了国家改革发展成果由人民共享，体现了发展为了人民的执政理念，走出了一条具有中国特色的医改成功道路。

（二）坚持正确的改革方法，着重发挥各级党委政府"一把手"的关键作用

当下的改革能突破过去认为不可能突破的关口，能解决多年来想解决但一直没有很好解决的问题，坚持正确的方法论是关键的一环。俗话说"提纲振裘，百毛皆顺"，其意在于抓住主要矛盾，精准施策，找准穴位，击中要害。一是突出党委政府"一把手"这个关键。习近平强调各级党委政府要增强责任感和紧迫感，要把"三严三实"要求贯穿改革全过程，领导干部既当改革的促进派，又要当改革的实干家，要把医药卫生体制改革纳入全面深化改革中同部署、同要求、同考核，把保障人民群众健康放在优先发展的战略地位。党中央已经吹响了建设健康中国这场伟大战役的"冲锋号"，各级党委政府"一把手"必须当好一线"指挥官"，必须把医改抓在手上、落到实处、干出成效；各部门、各单位必须打破部门利益"藩篱"，坚持"医药、医保、医疗"联动和改革顺序、改革路径，坚持所有部门和政策联动，久久为功，真正为民。二是突出分级诊疗制度这个重点。"好吃的肉都吃掉了，剩下的都是难啃的硬骨头"。全国卫生与健康大会提出，医改要着力推进基本医疗卫生制度建设，分级诊疗制度位列其首。要用分级诊疗制度这根"金针银线"，将现代医院管理制度、全民医保制度、药品供应保障制度、综合监督制度，以及区域卫生计生规划、信息化建设、人才队伍建设等串在一起，在解决好主要矛盾的同时，统筹兼顾好各个方面、各项工作。三是突出供给侧改革这个重点。中央提出供给侧结构性改革，其核心在于提高全要素生产率，通过解放生产力，提升竞争力，促进卫生事业的改革与发展。供给侧改革的核心是培育新结构、引领新需求。当前，医改进入深水区，需要进一步解放和发展卫生生产力，提高医疗卫生资源配置效能，提高和扩大卫生计生服务供给。这就要积极贯彻预防为主方针，把以治疗为中心转变为以预防为中心，把以经济收入为中心转变为以辖区群众健康为中心，把以粗放经营管理为中心转变为以集约化管理、适度规模为中心，把以人和物为中心转变以人民为中心，调整优化医疗卫生资源结构，重点减少疾病的发生，解决好优质医疗资源稀缺与人民群众需求之间的矛盾，努力为人民群众提供全生命、全周期、全方位的卫生与健康服务。

（三）坚持解放发展卫生生产力，努力实现健康中国的战略目标

解放和发展卫生生产力，就是排除、克服、革掉那些阻碍卫生生产力发展的阻力、束缚和桎梏，为卫生生产力的发展创造良好社会条件。一要充分调动"人"的积极因素。人民群众是历史的创造者，是改革中最积极、最活跃、起决定性左右的因素。要动员广大医务人员积极参与到改革中来，要让人民群众从改革中得到更多看得见、摸得着的实惠，让医务人员和人民群众支持医改、拥护医改、助力医改、投身医改，推动全社会形成想医改、敢医改、善医改的良好风尚。二要不断优化卫生资源要素配置。优化卫生资源配置是提高资源利用率，减少资源浪费，促进卫生与健康事业发展的客观要求，必须改革行政管理上的条块分割、部门林立、社会办医盲目投资，必须改革区域配置上的城市医院人才济济、基层人才匮乏，必须改革部门上的多部门多行业管医办医、部门行业利益至上，必须改革设备配置上的重视高精尖、忽视基础设备，必须改革医疗服务上的热衷投资大型高端医疗机构、忽视慢病防治机构和社区基层医疗机构等重城轻乡、重上轻下、重医轻防、重治轻康、重大轻小的卫生资源配置方式，提高卫生资源的有效利用，改善医疗卫生的有效供给，适应现代医学模式转变，使医改更加精准地按发展所需、基层所盼、民心所向，造福人民群众。三要让人民群众有更多的健康获得感。"民为邦本，本固邦宁"。医改的目的就是要最大限度地解放和发展卫生生产力，更好地满足人民群众日益增长的卫生健康需求，为人民群众提供要全生命、全周期、全方位地健康保障，让人民群众有更多更好的健康获得感，实现健康中国的战略目标，为实现"两个一百年"奋斗目标，实现中华民族伟大复兴的中国梦打下坚实健康基础。

（原文首发于 2016 年 10 月 18 日求是网）

中国进入新时代　医改重在供给侧

党的十九大作出了"中国特色社会主义进入新时代，我国社会主要矛盾已经转化为人民日益增长的美好生活需要和不平衡不充分发展之间的矛盾"的重大政治论断，同时提出要继续深化供给侧结构性改革，加快发展现代服务业，优化存量资源配置，扩大优质资源供给，实现供需动态平衡；要实施健康中国战略，深化医药卫生体制改革，为人民群众提供全方位全周期的健康服务。这两个重大判断，明确了我国发展的新的历史方位，为我们深刻把握当代中国发展变革的新特征，增强贯彻落实习近平新时代中国特色社会主义思想的自觉性和坚定性，提供了时代坐标和科学依据。

2009 年来，深化医药卫生体制改革取得明显成效，人民群众看病难、看病贵问题得到有效缓解。但距离党的十九大提出的"到 21 世纪中叶把我国建设成为社会主义现代化强国"的奋斗目标仍有很长的路要走。当前和今后一个时期，深化医药卫生体制改革要着力解决好在医疗卫生领域人民日益增长的健康需求和发展不平衡、不充分之间的矛盾。这些矛盾具体表现在：城乡之间、区域之间、中西医之间、卫生与医疗之间发展不平衡不充分，资源配置存在明显结构性矛盾；政策制度、医疗资源总量、优质医疗卫生服务、医疗卫生人才等供给严重不足，甚至存在低端劣质供给问题；基层医疗卫生服务能力、公共卫生服务能力、中医药服务能力、行业治理体系（能力）、药品生产供应、药品质量与创新、信息化建设等方面存在明显短板；"三医"联动积极性不高、对阻碍改革的利益格局触动不深等。

要在习近平中国特色社会主义思想指引下，坚持问题导向、需求导向和目标导向原则，从调结构、补短板、降成本等方面精准发力，强力推进医疗卫生供给侧结构性改革，努力建立起与经济社会发展相适应、与实现"两个百年"奋斗目标相适应的医疗卫生服务体系，为在 21 世纪中叶把我国建设成为社会主义现代化强国努力奋斗。

一、正确理解供给侧结构性改革这一概念，是我国进入新时代全面深化医药卫生体制改革的重要基础

党的十九大明确提出，要深化供给侧结构性改革，把提高供给侧体系质量作为主攻方向。我国经济自 2010 年以来出现波动下行，经济运行呈现出不同以往的态势和特点。其中，供给和需求之间不平衡、不协调的矛盾和问题日益凸显，供给侧对需求侧变化的适应性调整明显滞后。这就需要在适度扩大总需求的同时，加快推进供给侧结构性改革，用改革的办法矫正供需结构错配和要素配置扭曲问题，促进要素流动和优化配置，实现更高水平的供需平衡。医疗卫生领域同样如此，也需要进行供给侧结构性改革。

（一）供给侧改革

2016 年 1 月 18 日，习近平总书记在省部级主要领导干部学习贯彻党的十八届五中全会精神专题研讨班上的讲话中明确指出，我们提出的供给侧改革，完整地说是"供给侧结构性改革"，"结构性"三个字十分重要，简称"供给侧改革"也可以，但不能忘了"结构性"三个字。可以用"供给侧 + 结构性 + 改革"公式来理解。

首先，要正确理解供给侧结构性改革。广义供给是指所有能对经济发展和经济效益提高起作用的"供给侧"因素或供给侧力量，包括经济活动主体、生产要素、要素升级、结构变动、制度变革等。供给侧结构性改革，是指从供给侧入手，针对结构性问题而推进的改革，目的是更好地满足需求。重点是解放和发展社会生产力，用改革的办法推进结构调整，增强供给结构对需求变化的适应性和灵活性，提高全要素生产率。

其次，供给侧结构性改革的真正目的。供给侧结构性改革，既强调供给又关注需求，既突出发展社会生产力又注重完善生产关系，既要发挥市场在资源配置中的决定性作用又要更好地发挥好政府作用，既着眼当前又立足长远。从政治经济学的角度看，供给侧结构性改革的根本，是使我国供给能力更好地满足广大人民群众日益增长、不断升级和个性化的物质文化和生态环境需要，从而实现社会主义生产目的。

再次，供给侧和需求侧的关系。供给侧和需求侧是管理和调控宏观经济的两个基本手段。需求侧管理，重在解决总量性问题，注重短期调控，主要是通过调节税收、财政支出、货币信贷等来刺激或抑制需求，进而推动经济增长。供给侧管理，重在解决结构性问题，注重激发经济增长动力，主要通过优化要素配置和调整生产结构来提高供给体系质量和效率，进而推动经济增长。纵观世界经济发展史，经济政策是以供给侧为重点还是以需求侧为重点，要依据一国宏观经济形势作出抉择。离开需求侧谈供给侧或离开供给侧谈需求侧都是片面的，二者不是非此即彼的替代关系，而是要相互依存、互相配合、协调推进的辩证关系。

（二）医疗卫生供给侧改革

对于整个医疗卫生行业而言，医疗卫生供给侧结构性改革，是指从医疗卫生供给侧一方入手，针对医疗卫生存在的结构性问题进行改革，解放和发展卫生生产力，用改革的办法推进医疗卫生结构调整，包括医疗卫生的制度变革、结构变化、活动主体、生产要素、要素升级等，减少无效和低端供给，杜绝劣质供给，扩大有效和中高端供给，使医疗卫生供给能力更好满足广大人民群众日益增长、不断升级和个性化的健康需求，为实现健康中国战略、把我国建设成为富强民主文明和谐美丽的社会主义现代化强国做出贡献。

医疗卫生供给侧包括各级政府及相关行政部门、各级各类医疗卫生机构、医疗卫生人员、医保经办机构以及医疗器械、药品耗材生产商和供应商等相关服务提供者，医疗卫生需求侧包括广大患者以及所有有医疗卫生保健需求的人群，医疗卫生供给侧与需求侧形成了整个医疗卫生行业的供需结构。在这一供需结构中，如果供给大于需求，则供给侧产生竞争，需求侧可以相对自由地选择服务，有利于患者；如果供给小于需求，则需求侧产生竞争，有利于医疗卫生机构等相关要素。根据"坚持以人民为中心"和"供给侧结构性改革"的内涵，医疗卫生供给侧结构性改革应把提高医疗卫生服务的供给能力和服务质量作为改革的重中之重，使医疗卫生服务适度供大于求。改革供给侧，要着重改革以下五个方面。

一是制度改革。医疗卫生供给侧改革的重点是医疗卫生制度的改革，要把"人民健康放在优先发展的战略地位"，"健康融入所有政策"，就要改革一切不利于人民健康的制度和政策，使整个制度体系都向着有利于人民健康的方向聚焦，不断改革完善制度体系。充分体现医改的公益性方向，科学合理制定区域医疗卫生规划，全面建立中国特色基本医疗卫生制度、医疗保障制度和优质高效的医疗卫生服务体系，健全现代医院管理制度，进一步深化人事薪酬制度、药品（耗材）供应保障制度、全民医保制度和支付方式、综合监督制度等改革，制定进一步发展和优化社会力量办医政策，进一步完善体现医疗卫生公益性的政策体系，确保在医疗卫生领域人民群众共享改革成果等。

二是结构改革。结构，就是系统中各要素之间关系的总和，结构决定了系统功能。医疗卫生供给侧结构性改革的结构变化主要包括因城镇化、工业化、疾病谱变化、人口老龄化、生育政策及人口流动引起的医疗卫生资源需求的变化；因建设健康中国、雄安新区、京津冀协同发展、长三角经济区、珠三角经济区、长江经济带、振兴东北老工业基地等一系列国家战略带来的医疗卫生资源配置上的变化；因生物、光电、机械、科技等发展推动医疗卫生技术升级，促进医疗卫生服务的发展变化，中医药质量的变化、中医药技术的普遍提供以及国际中医药需求、"一带一路"带来的中医药需求扩大，对中医药提出的新要求、新变化、新战略等。

三是要素改革。医疗卫生供给侧改革的要素，主要包括政府管理及各项政策制度、医学院校（系）、医疗卫生机构、医疗卫生人才、医疗器械和药品耗材的科研生产销售、医疗服务价格、医疗保障政策、政府和社会力量的经济投入等。要刚性执行区域卫生规划，科学合理有效配置资源；加强对医疗卫生人才的招生、培养、使用、管理，有效防止人才流失；按照分级诊疗制度要求，促进人、财、物在城乡之间、区域之间、群体之间的科学合理分布；提高医疗器械和药品生产和供应保障水平，尤其是短缺药品、儿童用药等要重点保障；科学制定医疗卫生服务价格，充分体现医务人员技术水平和劳动价值，提高服务效率，医疗服务和药品供应价格合理可控；优化和发展社会力量办医，在机构增加的同时，要更加注重医疗服务质量和水平的提高，加强行业监管，减少低端供给，杜绝劣质供给，为人民群众提供优质的医疗卫生服务。

四是主体改革。我国医疗卫生供给侧结构性改革的主体是以落实三级公立医院职能为主要节点、以提高基层医疗卫生机构服务能力为重点、以强化公共卫生服务为前提、以人才培养为核心的医疗卫生供给链的改革。包括优质医疗卫生资源配置的供给、医疗器械和药品耗材生产流通的供给、以基层服务能力为重点的医疗卫生服务能力的供给、人才教育培养的供给以及医学、公共卫生服务科普教育的供给等。对各级公立医疗机构进行结构性改革，强化"主业"、弱化"副业"，避免"吃着碗里的，占着锅里的，抢着别人的""大小业务通吃"的现象发生。

五是要素升级。要素升级既是结构优化的重要条件，也为制度变革提供重要支撑。我国已进入"中等收入陷阱"的敏感期，能否顺利跨过这道"坎"，在很大程度上取决于要素升级能否顺利实现。医疗卫生供给侧结构性改革的要素升级，主要包括医疗技术进步、人力资本提升、患者知识增长、产品升级换代、生产成本控制和信息化建设水平提高等，医疗卫生事业过去追求规模速度型的粗放发展模式已走到尽头，必须向质量效益型的集约发展模式转变。要素升级不仅体现在"量的增加"，更要体现在"质的提升"。这主要表现在：传统的、适宜的技术的改造、推广，新技术的引进、突破；人的素质的提高，包括知识水平、技能水平和其他方面素质的提高；降低医疗服务成本；基础设施和医疗设备的升级；国民健康教育和健康素养的提升；各种要素之间的信息化建设互联互通，降低各要素之间的信息成本，提高各生产要素的效能等。

二、深刻认识医疗卫生供给侧存在的结构性问题，是我国进入新时代全面深化医药卫生体制改革的重要前提

发现问题是解决问题的关键，研究问题是解决问题的开始，解决问题是发现问题、研究问题的目的。反观改革开放以来的医改历程发现，以前的改革更多的是从需求侧出发，而在供给侧方面着力不够，即使有也往往忽视了供给侧"结构"上存在的诸多矛盾和弊端。在我国进入中国特色社会主义新时代、社会主要矛盾发生转化的大背景下，医疗卫生服务体系存在的根本问题是供给侧结构上的问题，这是当前医改的重中之重。医疗卫生供给结构的主要问题突出表现在以下几个方面：

（一）医疗资源配置供给结构不平衡

需要原则、公平原则、效益原则是医疗卫生资源配置的三大原则。多年来，我国医疗卫生资源配置不平衡、供给结构扭曲，存在着严重的结构性矛盾。主要表现在：

一是城乡之间资源配置不平衡。多年来，在医疗资源配置上存在着重上轻下、重城轻乡、重大轻小、重医轻卫现象。1965 年 6 月 26 日，毛泽东主席提出"把卫生工作的重点放到农村去"。但多年来，没有从根本上得到解决，甚至还有加剧的倾向，造成了医疗卫生资源尤其是优质医疗卫生资源主要集中在大城市和发达地区，农村和欠发达地区供给严重不足。2016 年末，全国医疗卫生机构床位 741 万张，而基层医疗卫生机构只有 144.2 万张，仅占 19.5%；全国卫生技术人员 845.4 万人，3.7 万个乡镇卫生院卫生技术人员 111.6 万人，占 13.2%；乡村医生和卫生员 100 万人（2015 年末为 103.2 万人），占 11.82%。由于基层医疗卫生资源状况很难在短期内全面提升，人们对优质医疗服务的追求日益强烈，以至于患者不断向上集中。目前，约有 60% 的农民患病后直接去县级医院，甚至直接到市级、省级医院，造成了城市大医院门庭若市，乡镇卫生院门可罗雀，直接或间接地推动

了医疗资源的进一步向上集中。从医疗机构床位增幅情况看，大医院床位增加力度远远大于基层医疗卫生机构。2010年末，全国医疗卫生机构床位478.7万张，其中：医院338.7万张（占70.8%），基层医疗卫生机构119.2万张（占24.9%）。2015年末，全国医疗机构床位701.5万张，其中医院床位533.1万张（占76.0%），基层医疗卫生机构141.4万张（20.2%）。2016年末，全国医疗机构床位741.0万张，其中医院床位568.9万张（占76.8%），基层医疗卫生机构144.2万张（19.5%），城乡医疗卫生资源的差距仍在不断加大。

二是东中西部地区之间资源配置不平衡。从医疗卫生资源的区域分布上看，东中西部地区不协调、不平衡问题十分突出，尤其是西部地区医疗卫生资源配置率明显偏低。据《中国医院竞争力报告（2016）》显示，全国医院100强中，从分布地区看，华东地区34家、华北地区23家、华南和华中地区各10家、西南和西北地区各8家、东北地区仅7家。从分布省份看，100强覆盖了27个省份，有4个省份没有覆盖到。其中，北京17家、上海12家、广东9家，仅这三个省（市）占比近40%。

三是区域内资源配置不平衡。以广西壮族自治区为例，据有关资料表明，医疗资源分布的格局主要以南宁、柳州、桂林为主，三市机构数约占全区机构数的一半（47.58%），而梧州、贵港、百色东西横向分布比较弱。其中，新设的来宾市、崇左市、防城港市以及贺州市，三级医院寥寥无几，医疗资源地理分布上存在着明显不均衡现象。其他省份和地区也都不同程度地存在类似问题。

四是中西医之间资源配置不平衡。中国作为中医药母国、中医药大国，中医药资源和服务能力都明显偏弱。2016年末，全国医疗卫生机构总数983394个（其中，医院29140个）、床位数741.0万张、卫生技术人员845.4万人，而中医类医疗卫生机构总数只有49527个（其中，中医类医院4238个）、床位数103.4万张、中医药卫生人员61.3万人，分别仅占5.0%（14.54%）、13.95%、7.25%。根据中国医疗保险研究会2010—2014年全国基本医疗保险参保人员医疗服务利用调查项目数据分析显示，2013年参保住院患者使用药品费用总计2275亿元，其中：西药1874亿元、中成药345亿元、中草药56亿元，分别占比为82.38%、15.16%、2.26%，整个中药占比不到18%。这与中医药母国的地位、与中西医"并重"的卫生与健康工作方针要求极不相称。

五是民营医院服务能力与医院数量不平衡。2016年末，全国医院共29140家，其中民营医院16432家，占56.39%。民营医院床位123.45万张，占21.0%；服务人次4.2亿人次，占12.8%，住院2777万人次，占医院入院总数的15.8%。民营医院数量虽然已近六成，但医疗卫生资源与机构数量占比有着较大差距，为民服务意识、服务能力、服务水平等参差不齐，"魏则西事件"就是一个典型例证。要充分认识到，扩张是发展，优化是更好的发展，甚至是根本的发展。民营医疗机构在一路向前奔跑的同时，要让"灵魂"跟上。尤其是那些打着"非营利性"牌子、却以"营利"为目的民营医疗机构，真该清醒清醒了，不要忘记"医者仁心"之古训。

（二）医疗资源总量供给和优质医疗资源供给严重不足

虽然，我国每万人医院床位数、每万人执业（助理）医师数等指标大幅提升，但是相比广大患者刚性增长的健康需求和与发达国家指标相比，我国的医疗资源总量尤其是优质医疗资源供给严重不足。

一是资源总量明显不足。2016年末，我国有卫生人员1117.3万名，其中卫生技术人员845.4万名，床位741.0万张；每千人口执业（助理）医师2.31人，每千人口注册护士2.54人；每万人口全科医生1.51人，每万人口专业公共卫生机构人员6.31人。2004—2015年，全国医疗卫生机构总诊疗人次由每年39.91亿人次增加到77.0亿人次，年均增长7%左右，住院人数由6657万人次增加到2.1亿人次，年均增长12%以上。但是，与经济社会发展和人民群众日益增长的服务需求相比，资源要素之间配置结构失衡，医疗卫生资源总量相对不足。2016年12月下旬，在基层调研时发现，产儿科床位紧张。仅绵阳市产科床位缺口就达300张，目前大多数地方的市级、县（区）级医院、基层医院及欠发达地区的县级医院没有开设儿科。医护比仅为1:1，护士配备严重不足。

二是优质医疗资源明显不足。2016 年末，全国卫生人员总数达 1117.3 万人，从学历结构看，本科及以上学历只占 32.2%；从技术职务（聘）结构看，高级（主任及副主任级）只占 7.6%、中级（主治及主管）占 20.6%、初级（师、士级）占 61.4%、待聘占 10.4%。以四川省绵阳市为例，2016 年 12 月底，该市产儿科资源严重短缺，儿科医师中高级职称仅占 9.94%，中级职称占 22.26%，且二级以上医疗机构产科医师缺口达 150 人，儿科医师缺口达 300 人。

三是人才供给严重不足。医学人才的供给是医疗卫生供给的关键，改善医疗卫生人才供给是卫生供给侧改革的根本和"源头"活水。我国医学教育设计和供给不够合理，有的部门和一些医学院校没有从中国医学史、卫生事业发展规律、医学教育、社会整体需求等出发设计专业，存在着"嫌贫爱富"和"厚此薄彼"现象，以致造成了今天儿科、中医科"人才荒"问题。甚至还出现了严重违背医学发展规律事情，1999 年在医学院校内取消儿科学专业，使得此后我国儿科医师来源被切断。卫生与健康工作方针要求"中西医并重"，首先就是对中西医人才培养的"并重"，没有对中医人才数量上的合理培养和重视，就谈不上对中医的重视和中西医"并重"的实现。从医学教育状况和医疗卫生事业的现状看，目前已将中医药学、民族医药学挤压到了边缘和"墙角"。

（三）体制性改革政策供给明显不足

主要表现在：一是缺乏对整个医改体制的改革。尤其是在党的十八大以前，对我国医疗资源总量供给不足、城乡医疗资源配置失衡、城市医院过大过强和基层医疗卫生机构过小过弱、对 30 多年来形成的医疗卫生利益格局的触动和改革明显不够，甚至对阻碍改革的既得利益集团没有从根本上去触动，"三医"联而不动、动而不联甚至互相掣肘等矛盾和问题没有从根本上得到解决。

二是缺乏整体性、系统性、战略性的改革政策。改革者缺乏对医改整体工作的系统思考、整体思考、哲学思考，"头痛医头、脚痛医脚"的政策较多，大多改革只是停留在"术"的层面，而忽视了医改方向性、整体性、全局性等"道"的层面上的问题。比如，如何确保以基层为重点、预防为主、中西医并重等方向性、根本性的方针落到实处？过去落实的怎么样？现在应该如何落实、匡正得失？又有哪些确保这些大政方针落到实处的硬措施？再如，改革之初，"医改"变成了单纯的"改医"，某些部门、系统不仅不支持改革，甚至还站在部门利益角度不断地"使绊"。有的只是单纯地改革医疗卫生系统的某一个环节，比如一说群众为看病整个晚上排队挂号，就单纯地改革"挂号"，其闻过则改的态度固然可嘉，而对系统结构上的改革却认识不够、重视不够，忽视了医疗行业要素之间的结构关系、大小关系、上下关系、本末关系等内部逻辑关系。

三是缺乏科学考评和刚性"追责"机制。对基层执行国家医改政策情况进行考评，其真正目的就是看制定的政策是否符合实际情况，把问题搞清楚，再有针对性进行调整完善。但是，大多数的考评，形式上的东西较多，较真的东西较少，执行不力的不问责，干出成绩的没好处，真正坚持改革、干得好的干部得不到提拔重用，甚至还被孤立，直接造成了改得好的不香、改得差的不臭、不改的也没人"问责"或只"问责"而不"追责"，极大地打击了基层改革的积极性。可以说，没有强有力的问责追责机制和奖励机制，再好的改革政策都形同虚设。

（四）公共卫生服务的有效供给明显不足

中华人民共和国成立初期的 30 年，从供给侧改革出发，全面贯彻"预防为主"方针，突出人民健康这个中心，靠着"赤脚医生""合作医疗""爱国卫生运动"和三级医疗卫生服务保健网等，消灭了危害人民群众健康的多种传染病、地方病等，用较少的医药费用较好地解决基层群众缺医少药问题，取得了良好的健康绩效。但是，最近 30 多年，从需求侧出发，以疾病治疗为中心，忽视了健康教育、疾病预防、妇幼保健、慢性病管理、精神卫生等公共卫生工作，基层公共卫生整体功能弱化，卫生资源、管理机制等与其承担的任务不相适应，行之有效的"爱国卫生运动"被弱化，土壤、空气、饮用水、食物等被严重污染，重治疗、轻预防的倾向严重，改水改厕工作滞后，环境卫生脏乱差，一些传染病、寄生虫病和地方病等又有所抬头，致使疾病越治越多。

（五）药品（耗材）供给结构不合理

医药产业是关系国计民生的战略性产业，是国民经济重要组成部分。近些年来，我国医药产业快速发展，产值保持高速增长，产品种类日益增多，生产规模不断扩大，技术水平逐步提高，在保障人民群众身体健康、应对重大公共卫生事件、促进经济发展等方面发挥了重要的作用。但是药品和医用耗材在质量、创新和生产等方面存在着结构不合理问题。

一是药品质量一致性评价不够。我国大部分化学药品为仿制药，比例高达97%，基本满足了公众用药需要。但是，2007 年以前上市的仿制药，有相当一部分是没有经过一致性评价的，存在着药品质量参差不齐、仿制标准不一、部分药品疗效不够确切、安全性不够高等突出问题。

二是药品自主研发创新能力较弱。我国医药产业现阶段的主要问题是自主研发创新能力弱、产业结构不合理、市场秩序不规范等，创新能力和科技成果迅速转化机制尚未形成。目前，我国医药科技成果转化率仅在 8% 左右，真正形成产业化生产的只有 2%～3%。以生物制药为例，截至 2015 年 12 月底，我国具有生物制品批文的生产厂家有 262 家，批文数 2262 个。其中，批文最多的产品是人血白蛋白，共有 178 个批文，但是国内厂家自研的真正治疗用生物制品，2015 年版药典记载的治疗类（含血液制品）78 个产品中，只有一个是我国自主研发生产的。我国是化学原料药生产大国，产量已居世界第二，但药物制剂研发水平低，多数制剂产品质量不高，稳定性差，难以进入国际市场。现阶段我国平均一种原料药只能做成三种制剂产品，而国外一种原料药能做十几种甚至几十种制剂产品。国产医疗器械产品大多是附加值较低的常规中低档产品，产品返修率和停机率较高，产品性能不稳定，造成临床上所需的高、精、尖医疗器械与新型实用医疗设备多数依赖进口。从国别分类来看，外企、合资企业的医疗器械占据了我国医疗器械市场的主要份额。

三是医药产业结构不合理，企业产能过剩。医药行业潜力巨大，但国内医药产业结构和分布不合理，医药企业竞争力较弱，"多、小、散、乱、差"局面一直没有改变。有关资料显示，我国医药企业多达 8000 多家，其中 70% 以上的企业营业收入不足 5000 万元，近 20% 的企业处于亏损或"僵尸"状态，生产的绝大多数为仿制药。药品经营批发企业 1.46 万家，药品零售连锁企业 4200 多家，零售门店46 万多家，但销售收入超过百亿元的批发企业仅 30 余家。中小企业数量过多、产能过剩，自主创新能力不足，质量管理水平参差不齐，由此造成生产经营不规范、低水平重复和过度竞争。

（六）医疗卫生事业发展存在明显短板

随着人民生活水平不断改善提高，实施健康中国战略，落实《"健康中国2030"规划纲要》，城镇化、工业化、老龄化程度逐步提高，群众对医疗卫生服务供给提出了更高要求，医疗卫生服务供给中的短板也愈加明显。主要表现在：

一是基层医疗卫生机构人才缺乏，技术服务能力较低。以辽宁省铁岭市为例，2015 年初，该市 89 个乡镇卫生院，在岗职工 1910 人，卫生技术人员仅占 55.8%；本科及以上学历仅 29 人，仅占 1.52%；大专学历 227 人，仅占 11.88%；副主任医师及以上职称 3 人，仅占 0.16%；主治医师或相应职称 326 人，占 17.07%。检验、影像等辅助科室专业人才和中医药人才更是严重不足，一个卫生院连一个能看懂 X 线片的人员都没有。再以四川省巴中市为例，2013 年时，四川省每千人床位数、执业（助理）医师数、注册护士数分别为 5.28 张、2.15 人、1.96 人，而巴中市三项指标比四川省平均水平分别低 23.11%、6.98%、39.29%；99 所乡镇卫生院中有的只有 1~2 人"守摊"，村医队伍状况更是堪忧。

二是医疗行业治理体系尚未形成，治理能力明显不足。目前，我国对医疗卫生机构的监管尚未真正形成"政府主导、多元举办、第三方独立监管"的三位一体治理架构，以及自上而下职责明晰、功能完备的治理体系，对医疗服务缺少强有力的监管手段和管用的硬招实招。尤其是对民营医疗机构的监管，还停留在只审批不监管、重审批轻监管、不出事不监管、出了事再监管等原始粗放的监管阶段，在执行层面监管空白较多。医疗机构退出机制执行不力。

三是信息化建设严重滞后。突出表现在：信息系统开发几近无序，缺乏统一行业标准，存在着部门与部门之间、部门内部信息化技术标准不统一问题，甚至同一家医疗机构内部等信息化建设标准不统一、不兼容，公司之间也相互设置技术壁垒，一些政府部门对此采取漠视默认态度，造成了资金上的巨大浪费和以后工作上的更大被动。

四是医养结合供给严重不足。我国已经进入老龄化社会，截至 2016 年底，我国 60 岁以上老年人 2.31 亿，占总人口的 16.7%；65 岁以上老年人 1.50 亿，占总人口的 10.3%；失能、半失能老人 4000 多万。预计到 2020 年，老年人口达到 2.48 亿，老龄化水平达到 17.17%，其中 80 岁以上老年人口将达到 3067 万人；到 2025 年，60 岁以上人口将达到 3 亿，成为超老年型国家。据中国产业调研网发布的 2016 年中国老年经济市场现状调研与发展前景预测分析报告显示，2014 年，我国有养老服务机构 3.4 万个，养老床位 551.4 万张，每千名老年人拥有 25.43 张，远低于发达国家 50～70 张的平均水平。随着老龄化快速发展，老年人的医疗卫生服务需求和生活照料需求叠加趋势更加显著，目前有限的医疗卫生和养老服务资源以及彼此相对独立的服务体系远远不能满足社会需要，养老服务和产品供给不足、市场发育不健全、城乡区域发展不平衡等问题十分突出，迫切需要为老年人提供医疗卫生与养老相结合的服务。

三、我国进入新时代医疗卫生供给侧结构性改革的主要策略，是"调结构、补短板、降成本"

习近平总书记指出："供给侧结构性改革，重点是解放和发展社会生产力，用改革的办法推进结构调整，减少无效和低端供给，扩大有效和中高端供给，增强供给结构对需求变化的适应性和灵活性，提高全要素生产率。"医疗卫生供给侧结构性改革要牢牢把握我国社会主要矛盾已经转化为人民日益增长的美好生活需要和不平衡不充分发展之间矛盾的重大论断，运用好"加减乘除"，着力在优化存量、引导增量、调整结构上下功夫，调整改善医疗卫生供给结构，补齐人才与能力、公共卫生服务、信息化建设等短板，增加有效供给和中高端供给，降低医疗卫生供给成本和价格，概括为一句话就是"调结构、补短板、降成本"。

（一）调结构

目前，医疗卫生资源分布总体呈现出城乡之间、区域之间不平衡、公立强非公弱、西医强中医弱等特点，必须要逐步扭转和解决城乡之间、区域之间发展不平衡不充分和结构上不合理的问题。

一是调整政策供给结构，将健康中国战略融入"万策"。为加大医改工作推进力度，针对近年来出台的业务性政策、单项性政策较多，而综合性政策、法规性政策、追责性政策、有效考评政策较少，比方说在"三医联动"问题上，要多出台一些让"三医"真正"联"起来的综合性、法规性、制度性政策，让相关部门不能不联、不敢不联、不敢联而不动、不敢动而不联，从根本上杜绝"一人一把号、各吹各的调"的问题。真正像福建省三明市一样，从改革政府部门、政府职能入手，打破部门利益，真正实现"三医协调联动"。

二是调整城乡之间、地区之间资源结构。根据目前城乡之间、区域之间医疗卫生资源配置严重失衡、发展不充分的状况，充分发挥好政府这只"有形的手"的作用，制定"刚性"政策措施，从初始端就保证资源配置到位，确保人、财、物合理配置，尤其是资源增量，拿出硬招实招，保证向基层、向农村、向资源薄弱的地区倾斜到位，要拿出让资源配置者终身追责、不敢不配置到位的硬招。

三是调整公共卫生与医疗之间的资源结构。预防为主是卫生与健康工作的方针，要逐步改变多年来形成的重治疗轻预防的错误观念，制定确保把预防为主、预防为先落实到位的政策措施，保证资源优先向公共卫生服务倾斜，实现从以治疗为中心向以健康为中心、以预防为中心的根本转变，否则患者越治越多和看病难、看病贵问题就难以从根本上解决。

四是坚持中医药文化自信，调整中西医结构。作为中医药母国、大国，要有充分的中医药自信和中医药文化自信。按照"中西医并重"工作方针，突出"并重"要求，制定"并重"标准，加大对中医药的投入力度和扶植力度，提高中医医疗卫生机构、卫生技术人员、卫生经费的占比，充分发挥中医药在养生、保健、康复、治疗、治未病等方面的优势作用，从根本上实现"并重"。绝对不能让"中西医并重"只停留在口号和文字上，必须要有"并重"的标准、数量、质量上的硬要求。

五是优化社会力量办医，调整公立与非公立医疗机构结构。目前，虽然非公立医院总数已经占到我国医院总数的 56% 以上，但服务能力、服务人次与机构数量不匹配。在保证公立医院主体地位的前提下，要不断调整和优化公立医疗机构与非公立医疗机构数量结构。促进社会力量办医，不仅表现在机构的数量上，最重要的是要抓好非公立医疗机构的服务能力等内涵建设上，要进一步优化非公立医疗机构的数量，促进非公立医疗机构发展，提高专业技术水平、服务能力和美誉度。为非公立医疗机构发展创造公平环境，在人才、科研、经费等资源方面给予非公立医院同等政策待遇。

（二）补短板

木桶理论告诉我们，一个木桶盛水的多少，取决于最短的那块木板。解决群众看病难、看病贵问题，关键是要补齐医疗卫生服务中的卫生计生人才、服务能力、中医药服务、信息化建设、医药质量、医养结合等这些短板。

一要补齐基层服务能力和人才匮乏短板。一方面，要充分发挥政府作用，加强基层硬件建设，深化基层综合改革，促进基层医疗共同体建设，完善长效运行机制，加大对基层财政投入力度，调动人员和机构的积极性，重点保障老少边远贫地区机构正常运转。另一方面，改革医学教育体系，调整专业设置、优化专业结构，通过村来村去、乡来乡去、县来县去、市来市去等办法，加大基层急需人才的培养力度。再一方面，通过鼓励二级以上医院医师到基层医疗卫生机构多点执业，通过远程培训、远程会诊等，提升基层服务能力。采取包括津贴、住房、职称、晋升、继续教育、子女教育就业等有效措施，促进二三级医院医务人员向基层流动，确保医务人员"下得去、留得住、用得上"。

二要补齐公共卫生服务短板。公共卫生服务是一项被实践证明"投入一分、收获十分"的非常有效的卫生保健措施。在资源和要素配置上，要制定鼓励做好疾病预防控制、健康教育等公共卫生服务的奖励扶持政策，真正把公共卫生服务的优势和地位凸显出来，而非仅仅是"非典"之后的"事后诸葛亮"和"权宜之计"，要不断加强公共卫生投入和供给力度，充分体现"预防为主"的工作方针；全社会积极行动起来，经常性地开展爱国卫生运动；利用全媒体有效传播卫生保健知识，提高全民健康素养，提高个人保健能力，从根本上预防疾病发生，这才是解决看病难看病贵的根本之道。

三要补齐中医药短板。要正确理解和落实"中西医并重"的工作方针，按照"并重"要求，落实好《中医药事业发展"十三五"规划》，通过增开中医药院校、在院校中增设中医药专业、扩大招生规模、免学杂费等方式，促使医务人员都要学习和掌握一定的中医药知识，更多地培养中医药人才。保护和开发中医药品种，普及推广中医药治疗适宜技术，发挥中医药辨证施治和简便验廉等优势。让中医药真正成为中华民族的骄傲，并通过"一带一路"广泛传播，造福于世界人民。

四要补齐药品生产质量和研发创新能力短板。按照《"十三五"期间药品发展规划》和有关政策要求，尽快完成仿制药品一致性评价，加大新药研发投入和力度，调结构、去产能，解决好生产和流通领域中小企业过多、产能过剩和创新能力不足等问题。

五要补齐综合监管短板。按照习近平总书记在全国卫生与健康大会上提出的要努力在综合监督制度上取得新突破要求，加强行业治理体系和治理能力现代化建设，整合行政执法资源，强化综合监管职能，加强综合监督体系队伍建设，加强对医疗卫生机构的监管，建立医疗机构退出淘汰机制，逐步建立起"政府主导、多元举办、第三方独立监管"的医疗卫生治理体系。

六要补齐信息化建设短板。按照技术标准统一制定、经费统一使用、服务平台统一建设原则，构建全国人口与健康大数据平台，实现资源共享、互联互通。深挖医疗健康产业大数据价值，用信息化手段支撑和深化医改，促进医疗卫生资源的向下有力、有序、有效流动，推进城市医院与基层医疗卫生机构、公立与非公立医疗机构、综合医院与专科医院、中医医院与西医医院、医疗机构与卫生机构、全科医生与专科医生之间的资源共享和业务协同，提高群众获得优质医疗卫生资源可及性和医疗服务的整体效率。

七要补齐医养结合短板。要发挥好政府在制定规划、出台政策、财政投入、规范市场、营造环境等方面的引导作用，统筹各方资源，创新服务供给和资金保障方式，激发各类服务主体潜力和活力，提高医养结合服务水平和效率。对有需求的失能、半失能老年人，以机构为依托，做好康复护理服务，着力保障特殊困难老年人的健康养老服务需求；通过医养有机融合，推动普遍性服务和个性化服务协同发展，满足有需求的老年人多层次、多样化的健康养老需求。

（三）降成本

随着医改的推进，医院的补偿机制和补偿方式发生了变化，节能降耗、减少排放，控制医疗费用不合理增长，降低医疗卫生机构运行成本成为医改的重点任务之一。

一是落实医疗机构功能定位。根据《全国医疗卫生服务体系规划纲要（2015—2020 年)》的功能定位、床位数量等要求，核定各级各类医疗卫生机构人员种类、编制、数量，尤其是要严格限制部门办、省（区、市）办等三级医院规模，充分发挥其在教学科研、人才培养、疑难急危重症救治等方面的作用，逐步削减与功能定位不符的人员编制、种类和数量。严格控制因床位规模过大、人员编制数量过多、功能定位不清等原因造成的医疗服务成本增加。

二是规范医务人员的诊疗行为。推行临床路径管理，建立对辅助用药、医院超常使用药品和高值医用耗材等的跟踪监控制度，促进合理用药。建立健全以基本药物为重点的临床用药综合评价体系。严禁给医务人员设定创收指标，医务人员个人薪酬不得与医院药品、耗材、大型医用设备检查治疗等业务收入挂钩。

三是强化医疗机构内控制度。加强对医院预算的审核，强化公立医院的成本意识。提高公立医院病案、临床路径、药品、耗材、费用审核、财务和预算等方面的精细化管理水平，控制不必要的费用支出，减少医疗浪费。

四是从根本上逐步解决药品（耗材）虚高价格。对临床用量大、采购金额高、多家企业生产的基本药物和非专利药品，以量换价。对部分专利药品、独家生产药品，建立公开透明、多方参与的价格谈判机制。实施高值医用耗材谈判机制和阳光采购机制，在保证质量的前提下，鼓励优先采购国产高值医用耗材。

五是推进医保支付方式改革。逐步对统筹区域内所有定点医疗机构及其所有病种全面实行支付方式改革。强化医保基金收支预算，建立复合型付费方式，逐步减少按项目付费，鼓励推行按疾病诊断相关组（DRGs）付费方式。完善并落实医保经办机构与医疗机构的谈判机制，发挥各类医疗保险对医疗服务行为和费用的调控引导与监督制约作用。

六是转变公立医院补偿机制。破除以药补医机制，坚持"总量控制、结构调整、有升有降、逐步到位"的原则，理顺医疗服务价格，降低大型医用设备检查治疗价格、药品耗材费用等，合理提高体现医务人员技术劳务价值的医疗服务价格。切实落实政府对公立医疗机构各项投入政策，保证医保基金按规定及时足额结算，提高医疗费用结构合理化程度。

七是构建分级诊疗体系。通过建立医疗共同（联合）体，落实家庭医生签约服务，优化医疗资源结构和布局，促进优质医疗资源下沉，推动建立基层首诊、双向转诊、急慢分治、上下联动的分级诊疗新模式，引导患者合理就医，提高医疗资源利用效率和整体效益。

（原文首发于 2017 年 11 月 22 日求是网）

建好分级诊疗制度　打赢中国医改决战

党的十八大以来，党中央、国务院高度重视分级诊疗制度建设。党的十八届三中全会明确提出要完善合理分级诊疗模式。在党的十九大、全国卫生与健康大会以及2018年全国两会上，习近平总书记多次强调，要加强中国基本医疗卫生制度建设，努力在分级诊疗制度建设上实现新突破，解决好大医院处于"战时状态"、人满为患问题，推动医疗卫生工作重心下移、资源下沉，解决好基层群众看病难、看病贵问题。可以说，建立分级诊疗制度是对现有医疗机构职能、医疗卫生服务模式、人们就医理念、就医秩序的深刻调整与变革，是中国医改的基础性、长远性、系统性的制度设计，是全面深化医改的标志性和"卡脖子"工程，是中国医改成功的决定性战役。

建立分级诊疗制度，深化医药卫生体制改革，要以习近平新时代中国特色社会主义思想为指导，以卫生与健康工作方针为指南，以健康中国战略为核心，以分级诊疗制度为"经线"，以医疗卫生资源做"纬线"，以医疗卫生服务体系规划纲要为引领，全面、整体、系统地思考和实践建立分级诊疗制度这一重大工程，打赢医改这一决定性战役，建立符合国情的分级诊疗制度，让全体国人享受到更好的医疗卫生和健康服务，以充满青春活力的健康体魄，跨步迈向全面小康的和谐幸福生活，为实现中华民族伟大复兴和社会主义现代化强国目标打下坚实的健康根基！

一、以建立分级诊疗制度为牵引，以《规划纲要》为抓手，实现医疗卫生工作重心下移和优质医疗资源下沉

建立分级诊疗制度，引导医疗卫生工作重心下移、优质医疗资源下沉，是一条重要的历史经验和国际经验，是满足人民群众看病就医需求的治本之策，分级诊疗要坚持以居民自愿、基层首诊、政策引导、创新机制为前提，以落实《全国医疗卫生服务体系规划纲要（2015—2020年)》（以下简称《规划纲要》）和区域卫生规划为抓手，以"互联网＋医疗健康"为手段，以常见病、多发病、慢性病为突破口，引导医疗卫生和健康工作重心下移和优质医疗资源下沉，进一步完善医疗卫生服务网络，形成科学合理的就医秩序。

（一）充分体现分级诊疗制度要求，科学编制区域卫生发展规划

《规划纲要》和各级区域卫生规划，是经济社会发展规划的重要组成部分，是医疗卫生事业发展的重要依据，是进一步发展卫生健康事业和完善医疗卫生服务体系的"基本法"。要按照分级诊疗制度要求，制定和完善《规划纲要》和区域卫生规划，以分级诊疗制度为"经线"，以医疗卫生资源为"纬线"，将所有医疗卫生资源"串"在一起，整合成一个有机整体和系统，发挥好各个要素的自身作用和相互协同配合作用。

一是区域卫生规划要充分体现分级诊疗制度要求。各级卫生健康部门要根据《"健康中国2030"规划纲要》（以下简称《规划纲要》）、《国务院办公厅关于推进分级诊疗制度建设的指导意见》（国办发〔2015〕70号，以下简称《指导意见》）、《国务院办公厅关于促进"互联网＋医疗健康"发展的意见》（国办发〔2018〕26号）等相关政策文件要求，根据经济社会发展状况、人口多少、地域大小、服务需求、资源状况、服务能力和分级诊疗制度要求等，科学编制区域卫生规划。同时，不断强化区域卫生规划、医疗机构设置规划、《指导意见》等在医疗资源配置方面政策的行政指导力、刚性约束力、实践执行力和违规问责力。

二是明确医疗卫生机构功能定位。按照《规划纲要》和《指导意见》要求，进一步明确各级医疗卫生机构的职责定位，优化医疗卫生资源布局和配置，制定和明确各级各类医疗卫生机构服务能力、服务标准、诊疗范围和诊疗规范，加强上下级医疗卫生机构之间的分级诊疗协作，探索建立分级诊疗利益合理分配机制，充分调动分级诊疗的积极性，实现各级医疗卫生机构功能整合优化和资源共享。通过行政管理、财政投入、医保支付、价格调整、人事薪酬、绩效考核等多种激励约束机制，引导各级各类医疗卫生机构严格落实功能定位，履职尽责，真正实现分级诊疗。

三是严格控制三级医院床位规模。按照《规划纲要》要求，严格控制和压缩各级公立医院、重点是三级综合医院的数量和规模，建立以功能定位、病种结构、辐射范围、人才培养、工作效率、任务完成情况等为主要指标的公立医院规模调控机制。着重发挥三级医院在医学科研、技术创新、疑难危重症和人才培养等方面的示范引领作用。严格控制二三级医院不合理床位规模，尤其是超大规模三级医院，要采取"硬措施""硬手段"使其回归到正确发展轨道上来。严格按照功能定位要求考核三级医院业务开展情况，为基层医疗卫生机构的生存与发展留出应有空间，坚决杜绝三级医院"大小业务通吃"的现象，这将是对卫生健康部门、医保部门和所有三级医院党组织政治上是否合格、业务上是否称职、能力上是否具备、履职上是到位的一个考验，更是对卫生健康部门和医保部门治理能力的一个考验。

（二）从建立分级诊疗制度的实际出发，引导卫生健康工作重心下移和资源下沉

引导卫生健康工作重心下移和资源下沉，不断提升基层服务能力，是建立分级诊疗制度的关键一招。

一是突出基层这个重点，量化资源分配标准。多年来，卫生工作方针、卫生与健康工作方针一直强调要"以农村为重点""以基层为重点"。既然"农村""基层"是卫生与健康工作的"重点"，就需要在资源分配上有一个刚性的量化标准，在人力、财力、物力的分配上把基层这个重点突出出来，不能讲的时候重要，做的时候次要，平时根本不要。2016 年 5 月，有一家媒体曾报道：北京某一家大医院所占用的医疗卫生资源相当于全国 1/3 乡镇卫生院（2015 年全国有 36795 所）的资源量。此报道从一个侧面暴露出我国在医疗卫生资源配置中重城轻乡、重上轻下、重大轻小的不合理现象的严重性。

二是提升基层服务能力，缓解群众看病就医难题。加快实施基层医疗卫生机构"填平补齐"建设项目，深入开展基层医疗卫生机构标准化、规范化创建，全面构建 15 分钟就医圈，让群众就近获得基本医疗卫生服务。充分发挥中医药（民族医药）在治未病、重大疾病治疗和疾病康复中的重要作用，将中（民族）医医院、中（民族）医门诊等全面纳入首诊范围、分级诊疗体系。力争到 2020 年，所有社区卫生服务机构和乡镇卫生院以及 70% 的村卫生室具备中医药（民族医药）服务能力。在基层医疗卫生服务体系建设中，要发挥好政府这只"有形的手"的作用，优先保证基层医疗卫生机构的编制、人员、待遇等，提升乡镇卫生院、村卫生室和社区卫生服务机构在常见病、多发病、慢性病诊疗和开展急诊、儿科、精神疾病、老年病、中医、康复等方面的服务能力。加强县级公立医院综合能力建设和学科建设，重点加强县域内常见病、多发病相关专业科室以及紧缺专业临床专科建设，着力提升转诊率排在前五位疾病的学科能力建设，尽快实现县域内就诊率 90% 的目标。

三是以组建医疗共同（联合）体等机制创新为动力，积极推进优质医疗资源下沉。以提升基层服务能力为导向，以人员、业务、技术、管理、资产、利益分配等为纽带，以建立利益机制为核心，与医保、远程诊疗等相结合，运用互联网技术提供安全适宜的医疗服务，允许在线开展部分常见病、慢性病复诊，推动上下级医疗卫生机构建立紧密型医疗共同（联合）体，实现医疗资源的上下联动、上下贯通、上下一体。在城市，主要推广紧密型医疗联合体，鼓励探索建立医疗共同体；在县域，主要推广以人员、业务、技术、管理、资产、利益一体化和以支付方式改革为纽带的医疗共同体；跨省域，主要组建以高水平专科医院为龙头的专科联盟；在边远贫困地区，大力发展远程医疗协作网。将医疗共同（联合）体真正构建成为利益共同体、责任共同体、命运共同体、发展共同体。在医疗共同（联合）体内部率先实现分级诊疗，通过医师多点执业等形式，把大医院技术传授给基层，把大医院人才引导到基层，为城乡居民提供生命全周期、健康全过程健康管理和卫生健康服务。三明市尤溪县改革医保支付方式，实施"两组团、一包干、互结算"的工作机制，分别组建了以县医院、县中医院为龙头的医疗联合体。医保资金按照"统筹包干、结余归己"的原则，承包相应片区的医保基金总额，努力让患者在县域内的县、乡、村三级医疗卫生机构就诊时个人自付费用控制在30%以内。两个医疗联合体之间，按照住院病种定额付费标准相互结算，结余医保基金将直接纳入医院医务性收入，计入工资总额用于提高人员薪酬待遇。

（三）将《规划纲要》上升到法规层面，增强其刚性约束力和执行力

从效果来看，多年来《规划纲要》和区域卫生规划的制定和执行情况很不理想，主要表现在：有的地方根本没有制定区域卫生规划，有的地方虽然制定了，但只是停留在文件上，医疗机构设置随意化，医疗机构规模发展处于失控状态，"医疗航母"不断出现。

为此，一要提升《规划纲要》的效力。目前，《规划纲要》和区域卫生规划只是一般性政策文件，只具有政策效力，缺乏行政效力，更缺乏法律法规效力，在执行过程中大打折扣。为贯彻落实"把人民健康放在优先发展的战略地位"，积极实施健康中国战略，亟须将《规划纲要》提升到法规甚至是法律层面，增强其严肃性、约束力和执行力。

二是加强人大、政协监督力度。各级政府每年要向社会至少公布一次行政区域内医疗卫生资源配置的详细情况，包括机构设置、床位变化、调配购置、人员招聘、人员流动去向、财政资金分配使用情况、医保资金流向、科室能力建设、患者流向等情况，各级人大、政协充分发挥监督职责和参政议政作用，听取有关部门执行《规划纲要》、区域卫生规划情况报告，视察有关工作落实情况，加大对《规划纲要》和区域卫生规划情况的质询和问责力度，确保《规划纲要》和区域卫

生规划落到实处。

三是加大问责力度。《规划纲要》和区域卫生规划一经公布就具有政策效力。各级党委、政府、人大、政协和纪检监察部门，尤其是上级党委、政府、人大、政协和纪检监察部门要加大检查、监督、监察、问责力度，对执行不力或随意更改规划的要严肃问责，建立起违反《规划纲要》和区域卫生规划的倒查机制和终身负责制。严肃监察万张床位"医疗航母"产生的过程和责任，对相关责任人进行严厉问责，从源头上扼止住公立医院违规建设、超大规模建设的"冲动"。扼住民营医院过多过小过滥、骗保套保、术中加价等坑害患者的乱象，给人民群众营造一个良好就医环境。从根本上建立医疗机构"退出"机制。

二、以建立分级诊疗制度为突破口，公立医院回归职能定位，深化公立医院改革提升基层服务能力

建立分级诊疗制度是一个复杂的系统工程。从公共管理角度看，任何一个系统都是一个有机整体，系统中各项要素都不能孤立存在，每个要素在系统中都处于一个特定位置，发挥着特定作用，全部要素相互关联构成了一个不可分割的有机整体。医疗卫生服务体系是以系统整体的形式存在的，建立分级诊疗制度正是以系统论为基础、为指导的，要将国家级、省级、市级、县级、乡级、村级医疗卫生机构建设成为一个更为科学合理的医疗卫生服务体系，其核心和根本是不断强化和提升基层服务能力，让基层医疗卫生机构愿意接、接得住、看得好，让基层群众对基层医疗卫生机构有信任感、有获得感。只有这样，才能真正建立起基层首诊、双向转诊、急慢分治、上下联动的分级诊疗模式，实现医疗卫生服务系统的整体联动，获得最优效果和最佳效益。这其中，深化公立医院综合改革、各级公立医院回归职能定位、提升基层服务能力是重中之重。

（一）省级及以上公立医院要"瘦身减肥"，重点是回归"本位"

《规划纲要》对省级及以上医院职责提出了明确要求，从中央到地方，各级党

委政府、相关行政部门应该发扬"钉钉子"精神，加大对《规划纲要》和区域卫生规划制定情况、执行情况的督查力度，强化中央政策的权威。

一是职能上要"瘦身减肥"。《规划纲要》明确规定，"部门办医院主要向跨省份区域提供疑难危重症诊疗和专科医疗服务，接受下级医院转诊，并承担人才培养、医学科研及相应公共卫生和突发事件紧急医疗救援等任务和技术支撑，带动医疗服务的区域发展和整体水平提升""省办医院主要向省级区域内若干个地市提供急危重症、疑难病症诊疗和专科医疗服务，接受下级医院转诊，并承担人才培养、医学科研及相应公共卫生和突发事件紧急医疗救援任务"。但是，目前省级及以上公立医院除履行上述"法定"职责外，还开展常见病、多发病、慢性病、公共卫生、日常体检等业务，把乡镇卫生院、村卫生室和社区卫生服务中心（站）的活都干了，"大小业务通吃"，"法定"职责形同虚设。

二是规模上要"瘦身减肥"。《规划纲要》规定，"省办及以上综合性医院床位数一般以 1000 张左右为宜，原则上不超过 1500 张。专科医院的床位规模要根据实际需要合理设置。"但实际情况却是，不用说省级及以上综合性公立医院的床位数量，就是一些省级专科医院以及市级甚至一些县级综合医院床位数量都远远超过了1500 张，达到四五千张床位的医院不在少数。有关资料表明，在 1980—2010 年间，我国医院从 9902 家增加到了 20918 家，床位规模从 121 张/家增加到了 161 张/家。而同一时期，美国医院则由 7174 家减少到了 5075 家，床位规模从 182 张/家减少到了 163 张/家。我国单体规模在 800 张床位以上的医院数量增长迅速，20 世纪 80年代美国城市大医院数量呈现增加趋势，但 400 张床位以上的医院数量却在逐渐减少。据有关报道，2008 年，全国三级医院 1192 家，平均床位数 719 张；2016 年，三级医院增加到 2232 家，平均床位数增加到 992 张；2017 年，三级医院增加到2340 家，床位数量有增无减。研究表明，截至 2017 年底，我国县级及以上公立医院 12297 家，床位总数 463 万余张，平均床位数达到 376 张。目前，我国 4000 张以上床位的医院已是屡见不鲜，个别医院甚至达到 10000 张，成为全世界医疗行业的"医疗航母"，最近有报道称个别医院（医疗集团）床位超过 15000 张，在业内广受诟病。

三是三级医院人员上要"瘦身减肥"。我国医院的医务人员数量，2003 年是 242 万余人，2010 年增加到了 344 万余人，2016 年达到 541 万余人。但是医院床位人数比，却从 2003 年的 1.06/床降到了 2010 年的 1.02 人/床，甚至 2016 年的 0.95 人/床。虽然医院的床位人数比在相对下降，但由于单体规模不断扩大，凭借规模大、待遇高、技术成长快等优势，虹吸下级医院人才，直接造成了基层服务能力的弱化。当前，应尽快按照"法定"职能要求，核定省级及以上公立医院所需医务人员类别和数量，将提供疑难危重症诊疗和专科医疗服务、承担人才培养、医学科研等医务人员留用，引导超出职能定位的其他医务人员到基层去为群众服务。坚决杜绝上级医院从下级医院调入人员现象，凡是有此种现象发生，经费、奖励、考核等实行一票否决制。同时，重奖上级医院为下级医院和基层医疗卫生机构培养人才。

（二）市级公立医院要突出"承上启下"职责，重点是"启下"

市级公立医院是省级与县级公立医院之间的桥梁与纽带，既要"承上"，更要"启下"，但重点是"启下"。作为市级公立医院，按照职责要求：

一要"承上"，为省级公立医院"减压"。市级公立医院的主要职责是向地市级区域内居民提供代表本区域高水平的综合性或专科医疗服务，接受下级医院转诊，并承担人才培养和一定的科研任务以及相应公共卫生和突发事件紧急医疗救援任务。但在承担人才培养和一定的科研任务以及相应公共卫生和突发事件紧急医疗救援任务等方面与省级公立医院职责有共同之处，为基层培养更多人才，提升基层服务能力，在接受下级医院转诊方面减轻省级医院的压力，并承担少数从省级及以上医疗机构转诊患者后续康复治疗任务。

二要"启下"，为县级公立医院发展"助力"。市级公立医院承担着向市域内居民提供代表本区域最高水平的综合性或专科医疗服务，接受下级医院的上转患者，承担县级及以下医疗卫生机构的人才培养、公共卫生和突发事件紧急医疗救援任务，并将病情稳定、治疗方案明确的患者向下转诊。市级医院担负着为县乡等基层医疗卫生机构培养人才、提供技术帮扶指导、手术带教等，为基层医疗卫生机构能力提升和发展提供助力的重要任务。

三要"结合"，黏合省县公立医院提升医疗服务体系。市级公立医院要充分发挥省级与县级公立医院之间的桥梁纽带作用，发挥好自身优势，打通分级诊疗的上下通道，把省县两级公立医院黏合在一起，真正建立起基层首诊、双向转诊、急慢分治、上下联动的分级诊疗的新模式。进一步提升基层服务能力，筑牢医疗卫生服务的网底，完善区域和我国医疗卫生服务体系，增强体系功能。

（三）深化县域综合改革，重点是基层医疗卫生机构"强身壮骨"

基层三级医疗卫生服务保健网是整个医疗卫生服务体系的基础，县域综合改革是建立分级诊疗制度的关键，要继续深化县域改革，真正把"龙头"（县级医院）、"龙身"（乡镇卫生院）、"龙尾"（村卫生室）做强，让基层在分级诊疗制度建设中，能够接得住、看得好。

一是建立县域医疗卫生共同体。县、乡、村三级医疗卫生机构之间应该是一家人关系，是一个有机整体，也是一个命运共同体，不能简单切割，更不能变成市场的竞争关系。如果真变成竞争关系，那村卫生室永远竞争不过卫生院，卫生院永远竞争不过县医院，很容易形成一张网、两种体制（县乡医疗卫生机构在体制内、村卫生室在体制外）、三张皮（县乡村三级医疗卫生机构各改各的、各干各的），就会由"相互疼爱、相互照顾、扶老携幼"的一家人关系变成相互竞争、你争我抢的"丛林法则"关系、金钱利益关系。县乡村要积极探索建立医疗卫生共同体，在行政管理上，统一由县卫生行政部门管理；在业务管理上，统一由县卫生行政部门领导、县级公立医院指导，县乡村三级医疗卫生机构分级实施，向县域内居民提供基本医疗卫生服务；在人员管理上，由县卫生行政部门统一管理调配，实行县管县（乡）用、乡管村用，统一安排县乡两级医务人员到下一级医疗卫生机构执业、坐诊或巡诊。同时，积极运用互联网技术，加快实现医疗资源上下贯通、信息互通共享、业务高效协同，便捷开展预约诊疗、双向转诊、远程医疗等服务，推进基层检查、上级诊断，推动构建有序的分级诊疗格局，让基层群众常见病多发病不出乡村、大病不出县。

二是政府办基层医疗卫生机构改革实行分类改革。进一步深化政府办基层医疗卫生机构改革，收支结余部分可按规定提取职工福利基金、奖励基金，真正落实人事、经营、管理、分配等自主权。第一类是边远贫困地区政府办基层医疗卫生机构，实行收支两条线管理，采取计划手段，由财政保障人员、业务、后勤等机构正常运转所需经费，根据离城远近、艰苦程度等发放老少边穷和农村地区工作补贴，保障机构正常运转和基本医疗卫生公平可及性。第二类是经济条件较好地区的政府办基层医疗卫生机构，实行财政定项定额补助为主、基本公共卫生服务政府购买、医疗服务收入结余留用的三位一体管理办法，充分调动基层医务人员积极性。政府办基层医疗卫生机构的分类由机构和医务人员根据自身情况选择。2015年2月，安徽省在政府办基层医疗卫生机构率先取消了收支两条线管理，全部实行三位一体管理办法，实行自己的钱自己管。从这几年运行看，效率明显提升。

三是深化村卫生室改革，加强乡村医生队伍建设。乡村两级承担的都是基本医疗卫生服务，责任完全应该由政府承担。将村卫生室纳入卫生院统一管理，作为卫生院派出机构，实行乡村一体化。乡村医生实行聘任制管理，纳入编制内管理，进一步稳定乡村医生队伍，筑牢基层网底。从补充、培养、使用、管理、考核、晋升、待遇、退出八个方面加强乡村医生队伍建设，形成一下完整的闭环管理。教育部门要从根本上解决乡村医生"进不来"的问题，人社部门要从根本上解决乡村医生"出不去"问题，尤其是要从农村实际情况出发，采取县来县去、乡来乡去、村来村去等办法，由政府统一为农村培养留得住、干得好的乡村医生，妥善解决好他们的待遇问题。要充分认识到乡村医生从事的工作完全应该由政府来保障而非交给市场，政府要从待遇、业务学习、晋升空间等方面提高职业吸引力，从根本上解决基层医务人员队伍的稳定。贵州省麻江县制定的八项措施，实行乡村一体化管理、乡村医生聘任制和积分制管理等稳定村医队伍、筑牢基层卫生网底的做法值得借鉴推广。

四是逐步推行自愿签约服务。通过政策引导、提高能力、医保支付、价格调整、便民惠民等措施，在群众自愿基础上，逐步建立家庭（乡村）医生签约服务制度，推进居民或家庭与家庭（乡村）医生（团队）签订服务协议，按照国家卫生健康委员会《关于做好 2018 年家庭医生签约服务工作的通知》（国卫办基层函〔2018〕209 号）要求，在稳定签约数量、巩固覆盖面的基础上，把工作重点向提质增效转变，做到签约一人、履约一人、做实一人，不断提高居民对签约服务的获得感和满意度。不要盲目追求签约率，不要层层加码，同时要采取措施避免签约服务数量下滑。否则就会出现"签而不约、约而不来、来了看不好、群众反感"的问题。在城市推行家庭医生制度，推进重点人群个性化签约服务；在乡镇卫生院开展健康管理团队服务；在农村推开乡村医生签约服务试点。

三、以建立分级诊疗制度为目的，完善相关政策配套措施，有效引导基层患者和医疗机构自愿分级诊疗

党的十八届三中全会把完善和发展中国特色社会主义制度、推进国家治理体系和治理能力现代化作为全面深化改革的总目标。党的十九大也明确提出要依法治国，加强社会治理。建立分级诊疗制度，是社会治理体系的重要组成部分，是社会治理能力的重要体现，需要各级党委政府、相关行政部门、医疗卫生机构、患者、社会各界共同参与。通过加强政府领导，完善相关政策，加强宣传教育，解决好经济利益分配，以信息化为支撑，实现整体联动，推进分级诊疗制度建设。

（一）各级党委政府要高度重视，引导社会各界积极参与

医改是各级党委政府的重大民生工程。分级不分级，关键在制度；抓好抓不好、关键在领导。在全国卫生与健康大会上，习近平总书记就明确要求各级党委政府要高度重视医药卫生体制改革，主要负责同志要亲自负责，要在建立分级诊疗制度上取得新突破。

一是党政"一把手"负总责，相关部门履职尽责。习近平总书记要求党委政府主要领导要亲自抓医改，把分级诊疗制度放在建设了中国基本医疗卫生制度的首位。党的十八大以来，习近平总书记每年在中央全面深化改革领导小组会议上多次主持研究医改工作。各级党委政府"一把手"要勇于挑最重的担子、啃最硬的骨头，把建立分级诊疗制度作为头等大事抓在手上，把医改责任扛在肩头，把人民群众装在心中，集中各方力量和优势"兵力"，打赢这一攻坚决胜之战。抓不抓医改、抓好抓不好医改，是衡量一个地方党政领导"四个意识"强不强的一个重要标准。相关部门要克服本位主义，跳出部门利益，全面实施健康中国战略，把健康融入"万策"，合力建设分级诊疗制度，到2020年基本建成符合国情的分级诊疗制度。

二是广泛宣传教育，营造有利于分级诊疗制度的浓厚氛围。要通过电视、广播、报刊、网络、新媒体等多种形式，广泛宣传分级诊疗制度的相关政策，让医疗机构、人民群众及社会各界充分了解分级诊疗制度，自愿首诊在基层、大病到医院、康复回社区。

三是积极引导，逐步转变机构经营、医生行医、患者就医理念。通过宣传教育、政策引导、利益导向、考核激励等措施，引导医疗机构由过去粗放型经营、规模化发展、以疾病为中心的经营方式，向集约化经营、适度型发展、以健康为中心、以预防为主的经营方式转变，引导医务人员以追求科室经济指标为主向追求居民健康指标为主的行医方式转变，引导患者由过去无序就医向有序就医、逐级转诊转变，建立良好的经营、行医、就医秩序。

（二）制定信息化建设标准，为建立分级诊疗制度提供有力支撑

建立分级诊疗制度，要根据《国务院办公厅关于促进"互联网＋医疗健康"发展的意见》（国办发〔2018〕26号）要求，建立统一、兼容的医疗服务和转诊信息平台，有效处理和共享预约诊疗、检验结果、双向转诊等信息，保障分级诊疗的安全性、连续性和操作性。

一是统一全国卫生信息化建设标准。当前，信息系统开发几近无序，尤其是信息化建设标准。从国家层面讲，存在着部门与部门之间、部门内部司局之间的信息化技术标准不统一问题；从基层层面讲，存在着同一个地方、同一个部门标准不统一问题，甚至同一家医院使用多家公司的信息系统，而数据又不能共享，公司之间也相互设置技术壁垒，出现了大量的信息"孤岛"。当务之急是要根据国家卫生健康委员会《关于印发全国医院信息化建设标准与规范（试行）的通知》（国卫办规划发〔2018〕4号）及有关要求，建立标准统一、资源共享的信息平台，让分级诊疗变得更加顺畅，对不符合行业信息化技术标准的开发公司、软件系统说"不"，达不到标准的一律出局。

二是建立"1＋X"的全民健康信息化平台和系统。"1"是指按照经费统一使用、平台统一建设、标准统一制定的原则，建立一个国家级全民健康信息平台管理系统。各地区、各有关部门协调推进统一权威、互联互通的全民健康信息平台建设，逐步实现与国家数据共享交换平台的对接联通，强化人口、公共卫生、医疗服务、医疗保障、药品供应、综合管理等数据采集，畅通部门、区域、行业之间的数据共享通道，促进全民健康信息共享应用。"X"就是指在全民健康信息化管理平台和系统上划分X个二级平台和业务区域，为不同的业务、不同的地区提供支撑和服务，以解决目前普遍存在的各地区、各司局、各业务口自建信息化系统、数据信息据为己有、在信息分享上"拿人一把"等问题。

三是为分级诊疗提供信息技术支撑。利用信息化手段促进医疗资源的纵向流动，鼓励医疗联合体内上级医疗机构借助人工智能等技术手段，面向基层提供远程会诊、远程心电诊断、远程影像诊断等服务，促进医疗联合体内医疗机构间检查检验结果实时查阅、互认共享。推进远程医疗服务覆盖全国所有医疗联合体和县级医院，并逐步向社区卫生服务机构、乡镇卫生院和村卫生室延伸，提升基层医疗服务能力和效率。提高群众优质医疗资源可及性和医疗服务的整体效率。推进大医院与基层医疗卫生机构、全科医生与专科医生之间的资源共享和业务协同。整合居民个人医疗卫生信息，在全国建成基于大健康的资源共享、互联互通信息平台。

（三）完善相关政策发挥"双向"激励任用，鼓励引导患者和机构自愿在基层首诊、按规定转诊

要按照分级诊疗制度要求，调整完善医保、药品、财政、价格等相关政策，发挥政策激励作用，引导患者自愿到基层首诊，激励医疗机构主动按照职责定位落实分级诊疗，按照规定上下转诊。

一是发挥医保政策作用，引导患者自愿在基层首诊。完善不同级别医疗机构医保支付政策，合理拉大不同级别医疗机构报销比例，适当提高基层医疗卫生机构医保支付比例，探索乡村两级医疗，合理引导就医流向。对按正常程序转诊患者连续计算起付线，对不按规定转诊的患者和机构不予报销和不予支付非急诊的医保资金等。通过城乡居民大病保险和重特大疾病保障制度，减轻确需到大医院就诊患者的经济负担，发挥社会保障政策兜底作用。改变目前医保资金由医保部门与医疗机构直接结算办法，探索将医保基金划拨到基层医疗卫生机构或签约医生（团队），让基层医疗卫生机构掌握转诊主动权。近年来，青海省在建立分级诊疗制度方面做了一些积极的探索，并推出一系列政策补丁进行完善。安徽省建立了不同级别医疗机构医保差异化支付政策，适当拉开不同级别医疗机构起付线和支付比例差距，探索基层医疗卫生机构慢性病患者按人头打包付费，对医疗机构落实职能定位、合理治疗和患者合理就医形成有效引导。

二是根据不同级别医疗机构的功能定位制定不同考核标准。要根据各级医疗机构承担的不同职责，制定相应的诊疗病种、诊疗要求、转诊标准和考核目标体系，制定与分级诊疗相适应的管理办法和监督制约机制，尤其是财政补偿、医保基金等方面要与分级诊疗制度直接挂钩，对未按照职责开展诊疗活动的机构和人员给予负激励，避免大医院"大小业务通吃"和基层医疗机构推诿患者的现象发生。前几年，甘肃省在全省推行分级诊疗制度，分别明确了县乡两级医疗机构负责的分级诊疗病种，并明确规定不按规定转诊的患者原则上不予报销费用。安徽省建立了以利益为导向的医疗联合体运行机制，制定了16个病种分级诊疗指南。

三是科学调整医疗服务价格，制定符合分级诊疗制度要求的药品政策。按照

总量控制、结构调整、有升有降、逐步到位原则，在降低药品耗材费用、大型医疗设备检查价格基础上，提高体现医务人员技术劳务价值和知识价值的医疗服务项目价格，理顺医疗服务比价关系，建立医疗服务价格动态调整机制。建立与开展分级诊疗工作相适应、能够满足基层医疗卫生机构实际需要的药品供应保障体系，实现药品使用的上下联动和相互衔接，保障和满足患者在基层医疗卫生机构治疗的正常用药需求。

（原文首发于 2018 年 7 月人民网）

坚持政府主导原则　深化公立医院改革

　　党的十八届三中全会明确提出，经济体制改革要使市场在资源配置中起决定性作用和更好发挥政府作用。近年来，有人断章取义，根据"使市场在资源配置中起决定性作用"来否定政府在公立医院改革中的主导作用和公立医院的主体地位，提出要在公立医院改革中发挥市场的"决定性"作用，而忽视了这句话的前提是经济体制改革。其实，公立医院改革的方向和原则，党中央早已明确。2009年3月，中共中央、国务院颁布的《中共中央国务院关于深化医药卫生体制改革的意见》（中发〔2009〕6号）就明确提出，要坚持公共医疗卫生的公益性质，坚持公平与效率统一，政府主导与发挥市场机制作用相结合，坚持公立医疗机构为主导、非公立医疗机构共同发展的办医原则。2015年4月1日，习近平总书记在中央全面深化改革领导小组会议上又明确指出，要坚持公立医院的主体地位，进一步强化政府对公立医院的领导责任、保障责任、管理责任、监督责任。习近平总书记在2016年8月19日的全国卫生与健康工作大会上，再次明确了"公益性"方向。可以说，深化公立医院改革是全面建成小康社会的重要支撑和保障，不仅是一项民生工程，也是一项社会工程，更是一项政治工程。所以，在深化公立医院改革中，必须正确理解和准确把握政府与市场的关系，旗帜鲜明地坚持政府主导原则和公立医院主体地位，为实现健康中国和"两个一百年"奋斗目标打下坚实健康基础。

一、由于职责定位不清、管理干预不当、过度引入市场机制和医务人员待遇过低，致使公立医院公益性质明显弱化

公立医院是指由各级政府举办、纳入财政预算管理的医院，是我国医疗卫生服务体系的主体，是向社会提供医疗卫生服务的社会公益性组织，医院的决策和发展应把社会效益和群众健康放在首位，不应以盈利为主要目的。中华人民共和国成立以来，我国公立医院在为人民群众提供医疗卫生服务、保障人民群众健康方面发挥了重要作用。但是，由于以药补医机制和20世纪80年代后实行的给政策不给钱和吃饭靠自己、建设靠国家等政策，加之政府管理职能定位不清、管理上干预不当、财政投入不足、监管不够到位，使得政府与市场的关系处理不当，导致公立医院逐利倾向严重，医务人员待遇偏低，医疗领域过度市场化，严重影响了公立医院公益性质的发挥。

（一）由于政府职责不清，管理上干预不当，影响了公立医院公益性的发挥

公立医院的主要作用是在资源配置上着眼于缩小地区之间、城乡之间和人群之间的医疗卫生服务水平差距，尤其是要注重为社会弱势群体提供医疗卫生服务；在成本控制上，应起到控制医疗服务价格、抑制医疗费用不合理增长的"压舱石"的作用，采用适宜技术、适宜药品等严格控制高端医疗服务和享受性医疗消费；在管理机制上，建立起有利于公立医院实现公益性的管理体制、投入机制、考核激励机制和监管机制。改革开放以来，虽然我国经济社会领域改革不断深入，但政府对群众基本医疗卫生服务的责任定位不准，公立医院应负的责任定位不清，政府和有关部门管理上存在着越位、错位和不到位等干预不当现象，严重影响了公立医院公益性质的发挥。一是政府对基本医疗卫生责任不明确，影响了公立医院公益性发挥。任何一个国家和社会，即使是完全市场化的国家，市场也不可能完全垄断一个国家的资源配置。在一些特殊产品，特别是公共产品配置上，政府

必须发挥主导作用。基于此，一些市场经济的资本主义国家，在基本医疗卫生服务方面也是由政府负责提供的，因为这是政府的基本责任，如果一味地推给市场就是一种不负责任的行为。政府应该保证全体公民哪怕是弱势群体生病后，也能得到基本的、较好的治疗。二是政府对公立医院管理上的不当干预，影响了公立医院公益性发挥。政府是公立医院的出资人，是公立医院的领导者、保障者、管理者、监管者。但是，由于多年来政府对公立医院的领导、管理、保障、监管等职能定位不清，履职尽责不当，存在着政府过多干预公立医院内部人事管理、科室设置、收入分配、副职推荐、中层干部任免、年度预算执行等微观事务"越俎代庖"现象，同时由于行政部门之间的职责不清，部门之间职能交叉，在一定程度上给公立医院和医疗卫生事业发展带来阻滞。有权有利的事情一些部门抢着干，没权没利的事情一些部门相互推诿扯皮。要充分放权给医院，还权给院长，真正建立起不依附于行政权力而独立运行的公立医院机制，实现政府由举办医院到监管医院、再到监管行业的转变，充分调动公立医院和院长、医院人员发挥公益性的积极性。三是政府职责模糊不清，导致公立医院公益性出现偏差。作为公立医院的举办者、拥有者，政府对公立医院领导、管理、保障、监管等责任，应有一个明确、清晰、操作性很强的界定。但截至目前，政府对医院的"四个责任"始终处于相对模糊的状态，尤其是由于财政保障和监管责任不到位，一些公立医院在经营管理上出现偏差，以赚钱营利为目的，严重偏离了公立医院的公益性方向。

（二）过度引入市场化机制，弱化了公立医院公益性

相当长一个阶段以来，由于政府投入严重不足，简单引入市场机制，过度推行医疗服务市场化，直接导致了公立医院的公益性质弱化。主要表现在：一是财政投入明显不足，弱化了公立医院公益性。尽管政策要求对医疗卫生的政府卫生投入增长幅度要高于经常性财政支出的增长幅度，使政府卫生投入占经常性财政支出的比例逐步提高，要求财政对公立医院的基础设施、基本设备、临床重点专科、人才培养、公共卫生和突发公共卫生事件、政策性亏损、离退休人员经费、

支边支农援外和城乡对口支援等承担相应保障责任，但据有关资料显示，各级财政投入和政府补偿还不到公立医院全部收入的 10%，有的仅占公立医院全部收入的 3% 左右，甚至有的地方政府对公立医院投入不增反减。二是医疗卫生领域过度市场化，有的地方政府放弃了应尽的责任和义务。1992 年，我国确定创建社会主义市场经济体制的改革方针，与此同时市场化医改也逐渐浮出水面。1992 年 9 月，国务院颁布了《关于深化卫生改革的几点意见》，对公立医院提出了"以工助医、以副补主"等要求。从 20 世纪 90 年代中后期开始，个别地方为了提高医疗卫生领域的市场化程度，把公立医院当作包袱"一卖了之"。当时最为典型的是江苏省宿迁市，被称为"卖光模式"。2000 年 3 月以后，宿迁市陆续将 100 多所市级、县级公立医院和乡镇卫生院全部卖掉，严重背离了医疗卫生事业发展的客观规律。近些年来，一些县（市）和地方，将仅有的政府举办的一两所公立医院卖掉的屡见不鲜。2016 年 8 月，媒体再次披露了湖南省娄底市贱卖国有医院遭医院职工抵制一事。据有关报道，2016 年 4 月，我国医院总数达到 2.8 万所，其中：公立医院12982 所，民营医院 15090 所。与 2015 年同期比较，公立医院减少 332 所，民营医院增加 2090 所。也就意味着，截至 2016 年 4 月，又有 330 多家公立医院被卖掉，有的县（市）也出现了"卖光"现象。三是公立医院内部经营管理市场化，加剧了公立医院的逐利性。公立医院本应是为群众提供基本医疗卫生服务的社会公益性组织，以社会效益和群众健康为主要目标，但自 20 世纪 80 年代以来，由于政府投入明显减少，在市场经济环境中，为维持生存和发展，公立医院很难自觉实现其公益性，许多公立医院将运营目标更多指向经济创收，加剧了公立医院的逐利性和私有化倾向，逐步迷失了公立医院公益性的正确方向。一些公立医院，虽然挂着公立的牌子，享受着各种税费减免，但医院内部实行的却是企业化、市场化经营之术，追求的是经济利益最大化，医务人员工资待遇直接与药品销售、检查多少、耗材用量等直接挂钩。在医疗设备、病房设施上竞相超前发展以满足高端需求，通过过度检查、过度用药、过度治疗等追逐高额利润，进一步加剧了群众就医负担。

（三）医务人员薪酬待遇过低，挫伤了公立医院医务人员发挥公益性的积极性

医务人员的积极性、医疗机构的公益性、医疗卫生体系的公平性以及可持续性，都是建立在医务人员合理薪酬制度之上的，公立医院公益性需要通过医务人员的劳动体现出来。但长期以来，我国医务人员的技术劳务价值被严重低估。目前我国医务人员工资收入只是一般社会平均工资的 1.3 倍，排在了全球 200 多个国家和地区的后面，严重挫伤了公立医院医务人员发挥公益性的积极性。按照国际惯例，医务人员工资是一般社会平均工资的 3~5 倍，有的达到 6~8 倍。多年来，我国医疗卫生服务领域形成了重物轻人、重药轻技的怪象，药品耗材价格虚高、医务人员技术劳务价格虚低，没有真正体现出医务人员培养周期长、职业风险高、技术难度大、责任担当重、劳动强度大等职业特点和人才培养规律。医务人员作为一个特殊的职业群体，全社会都应尊重他们的劳动成果和辛苦付出，从提升医务人员薪酬待遇、发展空间、社会地位等入手，提高医务人员的薪酬水平，体现多劳多得、优劳优酬，充分调动广大医务人员发挥公立医院公益性和捍卫生命健康的积极性、主动性和创造性。

二、准确理解市场"决定性"作用，正确认识政府和市场长短，充分发挥好政府与市场在公立医院改革中的作用

政府与市场的关系，是现代经济社会发展中最为基本、也最具争议的一个问题。说到底，就是在资源配置中，市场起决定性作用，还是政府起决定性作用的问题。

（一）要正确理解市场的决定性作用，切不可断章取义，搞实用主义

准确理解市场的决定性作用，是正确认识和处理好政府与市场关系的前提和基础。正确认识和处理好政府与市场的关系，一直是贯穿于我国改革开放进程的重大课题。从改革开放之初的单一计划经济体制，到以计划经济为主、市场调节

为辅和有计划的商品经济，从市场的基础性作用，到市场的决定性作用，充分反映了我们党在处理政府与市场关系问题上的思想理论随着改革实践发展的不断深化和不断创新。但是，由于受到前一轮市场化医改的影响和片面理解十八届三中全会提出的市场的决定性作用，一些专家学者在谈到医改时也大谈市场在资源配置中起决定性作用，完全忽略了"经济体制改革是全面深化改革的重点，核心问题是处理好政府和市场的关系，使市场在资源配置中起决定性作用和更好发挥政府作用"这一完整语境表达，完全忽视了社会领域与经济领域是两个不同的领域、有着不同的属性。所以，要想正确认识和处理好政府与市场的关系，就需要把它放在完整语境中去思考、去认识、去运用，就得从全面、整体、系统的角度，坚持具体问题具体分析，在经济和社会的不同领域中发挥好政府与市场的作用，切不可寻章摘句、断章取义，否则就会陷入实用主义的泥潭和臆想之中而不能自拔，就会违背医疗卫生事业发展的客观规律，就会与我国社会主义国家的制度要求相违背，最终在医改领域中走上"改旗易帜的邪路"。

（二）正确认识政府与市场的优劣长短

正确把握和处理好政府与市场在深化公立医院改革中的关系，前提是充分了解政府与市场的长处与不足，对政府与市场两者的关系有一个正确、清晰、完整的认识，从而扬长避短，充分发挥政府与市场在不同领域改革中的作用。第一，市场的优劣长短。市场的主要长处是让价值规律、竞争规律和供求规律等在资源配置中发挥决定性作用，有助于促进经济更有活力、更有效率和更有效益。但市场也不是万能的，其调节也有某些自发性、盲目性、局限性和滞后性等特点，所以不能把资源配置统统交给市场，不能使全部社会经济活动市场化，因为市场也有失灵的时候。如资本主义经济危机的发生和"蒜你狠""豆你玩"现象等都是市场失灵的典型案例。国内外无数事实证明，社会供求总量的平衡、公共产品和公共服务、城乡区域差距缩小、稀缺资源配置等问题，只靠市场配置是远远不够的，必须发挥好政府的主导作用。第二，政府的优劣长短。政府作为公共权力的行使者，社会经济活动的管理者，最重要的职能是从宏观上引导方向，保持整个经济领域和社会领域的持续、健康、稳步发展。我们是社会主义国家，政府的长处在于能够从社会整体利益和长远利益来引导经济社会发展的正确方向，从宏观层面和全局发展上配置重要资源，促进经济总量平衡，协调重大结构和优化生产力布局，提供非竞争性的公共产品和公共服务，维护市场和社会秩序，促进社会公平正义，全面建成小康社会，弥补市场缺陷和市场失灵等。但政府也有认识能力上的局限性，也会存在某些偏颇、僵滞甚至决策失误的时候，以至于束缚经济社会的活力。第三，正确发挥政府与市场在不同领域中的主导作用。政府与市场是社会主义市场经济体系的两个重要手段，政府是一只"看得见"的手，市场是一只"看不见"的手，它们都能对资源配置产生作用，但资源配置和利益调节的对象、机理、手段、方式等不同。理论和实践告诉我们，在处理政府与市场的关系中，需要注意三个方面的问题：一要根据政府与市场的功能和长处，让他们在经济与社会的不同层次、不同领域发挥应有的、不同的作用，不能越位、错位、缺位和不到位。二要充分发挥政府与市场的功能作用，任何一个领域都需要两者同时发挥作用，就像秤杆与秤砣的关系，只不过在不同领域、不同层次，两者的作用大小不同而已。经济领域改革要发挥市场的决定性作用，社会领域改革要发挥好政府的主导作用。三要政府与市场应当有机结合而不是板块之间简单的对接拼接，只有这样才能实现政府与市场各自长处发挥和优势互补，取得 $1+1>2$ 的效果。

（三）公立医院改革要充分发挥政府主导作用和市场补充作用

公立医院改革属于社会领域改革范畴，既要充分发挥政府的主导作用，各级政府尽职尽责，保持公立医院的主体地位，也要发挥市场在满足人民群众多层次医疗卫生需求方面的补充作用。一是党委政府要加强领导，强化对公立医院的责任。公立医院改革是全面深化医改的重要内容，各级党委政府要加强对公立医院改革的领导，统一推进医药、医保、医疗的联动改革，明确相关部门职责，密切配合，整体联动，协同推进，建立督导、考核、评估、追责机制，确保改革措施落实到位。政府要转变职能，对政策规定的"六个方面"给予全额财政保障，加强对公立医院的改革方向、政策规划、标准规范、行业监管等的统一领导。围绕建立现代医院管理制度，实现医院法人治理结构，明确所有者与管理者之间的关系，形成决策、执行、监督相互制衡的机制。加大对公立医院和社会办医的监管力度，提高有效和中高端供给，杜绝劣质低端供给，保证公益性目标实现。二是完善医疗卫生服务体系，保持公立医院主体地位。公立医院是人民群众获得医疗卫生服务的主要提供者，要落实好习近平总书记的重要指示，保证公立医院在医疗卫生服务体系中的主体地位。各级要按照《全国医疗卫生服务体系规划纲要(2015—2020 年)》(国办发〔2015〕14 号) 要求，根据地域面积、人口数量、经济发展等因素，科学规划、合理布局、按需配置各级各类公立医院。县级区域内，原则上举办 1 所公立综合医院和 1 所公立中医类医院 (含中医、中西医结合、民族医医院等)，50 万人口以上的县可适当增加公立医院数量。地市级区域，每 100 万 ~ 200 万人口举办 1 ~ 2 所市级综合性医院 (含中医类医院)，原则上至少举办 1 所市办中医类医院。省级区域，每 1000 万人口规划设置 1 ~ 2 所省办综合性医院。市级和省级区域，可以根据需要规划设置儿童、妇产、肿瘤、精神、康复、传染病、职业病以及口腔等省办专科医院 (含中医类专科医院)，省级区域内要形成功能比较齐全的医疗卫生服务体系。按照统筹规划、提升能级、辐射带动原则，在全国规划设置若干所部门办医院，以确保公立医院主体地位，为人民群众提供安全、有效、方便、价廉的医疗卫生服务。三是发挥好社会办医 (市场) 在医疗服务提供中的补充作用。社会办医是医疗卫生服务体系不可或缺的重要组成部分，是满足人民群众多层次、个性化医疗服务需求的有效途径。公立医疗卫生资源丰富的城市，在保持公立医院主体地位的前提下，可以适当引入社会力量参与公立医院改革。社会办医可以提供基本医疗服务，与公立医院形成有序竞争，也可以提供高端医疗服务，满足群众非基本医疗服务需求，还可以提供康复、老年护理、医养结合等紧缺服务，对公立医院形成有效补充。制定区域卫生规划，要为社会办医留足空间，同步预留诊疗科目设置和大型医用设备配置空间。引导社会办医向规范化、规模化、高水平的方向不断优化发展。充分发挥第三方社会力量在对公立医院的监督管理、目标考核、绩效考评等方面的作用，促进公立医院回归公益性，由原来单一的行政部门对公立医院监管考核，转变为所有医疗活动相关方对公立医院的共同监管考核，提高医疗质量，保障医疗安全。

三、坚持政府主导原则不动摇，全面深化公立医院改革，是中国特色社会主义国家制度要求

正如邓小平同志在改革开放初期指出的那样："过去行之有效的东西，我们必须坚持，特别是根本制度，社会主义制度，社会主义公有制，那是不能动摇的。"中华人民共和国成立 60 多年来的医药卫生事业发展和医药卫生体制改革实践证明，要实现健康中国和全面建成小康社会战略目标，就必须坚持政府主导公立医院改革原则不动摇，这既是社会主义国家制度的要求，也是中国共产党全心全意为人民服务宗旨的应有要义。

（一）坚持政府主导公立医院改革是社会主义国家制度的根本要求

我们国家是中国共产党领导下的社会主义国家。中国共产党把全心全意为人民服务作为唯一宗旨，始终同人民同呼吸、共命运、心连心，从成立的那一天起，就把保障人民健康同争取民族独立、人民解放事业紧紧联系在一起。社会主义从诞生之日起，所追求的就是消灭阶级，实现每个人的自由和全面发展、社会平等、人类彻底解放等价值理念，并始终占据着人类道义的制高点。为人民群众提供安全、有效、方便、价廉的基本医疗卫生服务是我们党和国家的基本义务，也是人民群众享有的基本权利。公立医院就是党和政府实现这一目标的最重要工具，必须要发挥好公立医院在医疗卫生服务体系中的主体作用和主导作用。在全国卫生与健康大会上，习近平总书记强调"人命至重，有贵千金""必须把人民健康放在优先发展的战略地位"。无论社会发展到什么程度，我们都要毫不动摇地坚持政府主导原则和公立医院主体地位，要始终把公立医院公益性质写在医疗卫生事业改革的旗帜上，要始终坚持人民主体地位和以人民为中心的发展理念，绝不能走全

盘市场化、商业化的路子。公立医院要充分体现公益性质，更加注重公平共享，缩小不同地区、不同群体之间的差距，体现全体居民健康均等受益和社会效益第一的原则，把人民群众的健康牢牢攥在党和政府手上。

（二）坚持政府主导公立医院改革是医药卫生体制改革的客观要求

深化医药卫生体制改革是一项涉及面广、难度大的社会系统工程。我国处于并将长期处于社会主义初级阶段的基本国情，决定了深化医药卫生体制改革是一项长期、复杂而又艰巨的任务，要逐步建立符合国情的医药卫生体制，就要长期坚持政府主导原则，不断深化公立医院改革。一是基本国情决定了公立医院改革必须坚持政府主导原则。坚持中国共产党的领导是中国最大国情，党中央明确要求坚持公立医院的主体地位，坚持政府主导原则，我们就要毫不动摇地坚持下去，一以贯之地贯彻好、落实好。同时，中华人民共和国成立60多年来，我国医药卫生事业在政府主导下，建立起了以省、市、县（区）三级公立医院为主体的医疗卫生服务体系，无论是过去、现在还是将来，公立医院在我国医疗卫生服务体系中的主体地位都是不可动摇的。同时，我国人口多、人均收入水平低，城乡之间、区域之间发展不平衡的实际，决定了基本医疗卫生服务需要由政府主导，满足人民群众的基本需求，有效缓解群众看病难、看病贵问题。二是公益性改革方向要求公立医院改革必须坚持政府主导原则。《中共中央国务院关于深化医药卫生体制改革的意见》（中发〔2009〕6号）明确要求坚持公共医疗卫生的公益性质。政府是公共医疗卫生公益性的倡导者、提供者和实现者，公立医院是政府实现医疗卫生公益性的重要工具，是政府职责的延伸，老百姓常常会把公立医院的好坏与政府形象直接联系在一起。深化公立医院改革的首要问题是政府要遵循公益性质和社会效益原则，坚持以人民健康为中心，政府要履行好对公立医院的职责，规范医疗机构和医务人员的行为，提高居民健康素养，充分发挥好公立医院的主体地位作用。三是医疗卫生事业发展的客观规律要求政府主导公立医院改革。医疗卫生事业发展的根本目的是为人民群众提供更多、更好的健康保障，医疗卫生机构不能变成追逐利益的名利场。世界各国经验表明，医疗卫生事业的性质决定了改革发展不能由市场主导，因为在医疗卫生领域，市场失灵现象屡见不鲜。大家都知道，美国是市场主导型医疗体制的典型代表，2008 年时仍有 4600 多万人没有医疗保障。奥巴马政府上台后，为解决这 4000 多万人的医保几次停摆，高昂的医药费用也居全球之首，这就是市场化主导的弊端。2017 年 7 月，特朗普政府想推翻奥巴马政府的医改法案，参众两院没能通过，也充分体现了美国民众对市场化医改的反对。目前越来越多国家的政府对医疗卫生领域改革实行强干预，这充分说明政府在发展医疗卫生事业上起着不可替代的、主导的作用。也越来越多的国家充分意识到，健康是社会发展离不开的原动力，是社会发展第一生产力，是经济社会发展的重要支撑和基础。如果医疗卫生状况差，人民群众的健康水平低下，人均预期寿命较低，经济社会便失去了发展基础和应有意义。

（三）坚持政府主导公立医院改革是全面建成小康社会的必然要求

"十三五"时期是深化医药卫生体制改革攻坚克难的关键阶段，也是建立人人享有基本医疗卫生制度、实现全面建成小康社会战略目标的关键时期。全民健康是实现全面小康的前置性条件、基础性工程和标志性任务，是实现中华民族伟大复兴中国梦的基础和前提。一是全民健康是全面小康的必然要求。"没有全民健康，就没有全面小康。""把人民健康放在优先发展的战略地位。"在全国卫生与健康大会上，习近平总书记再次强调健康中国作为国家发展战略的重要意义，当全中国向着全面建成小康社会奋斗目标越走越近的时候，全民健康就越来越成为保障和改善民生的一道重大课题。对百姓来说，全民健康不是一个口号，而是实实在在的获得感。当前群众看病难、看病贵问题仍然没有从根本上得到解决，这既是民生之重，也是民心之苦，更是党和国家之痛。在医改这道世界性难题面前，中国这个发展中人口大国面临的难度和挑战远远大于其他任何一个国家和地区。习近平总书记强调，要建立分级诊疗制度、建立现代医院管理制度，把以治病为中心转变为以人民健康为中心、以预防为主，进一步深化公立医院综合改革就成为了实现全民健康、全面小康的当务之急。因为，只有人人健康，才有全民健康；

只有全民健康，才能实现全面小康的中国梦。二是深化公立医院改革是实现全民健康的重要基石。公立医院是我国医疗卫生服务体系的主体，是为人民群众提供生命全周期、健康全过程健康服务的主力军。但是，由于城乡之间、区域之间发展不够平衡，优质医疗卫生资源缺乏以及布局配置不够均衡，目前在医疗卫生资源分布上还存在着结构性矛盾，加之工业化、全球化、城镇化、老龄化等带来的新情况、新问题等，群众看病难、看病贵问题还未从根本上得到有效解决。深化公立医院改革是解决群众看病难、看病贵的重要途径和主要手段，是实现人民健康优先发展战略的重要抓手。只有坚持政府主导，深化公立医院改革，建立分级诊疗制度、现代医院管理制度、完善药品供应保障制度和医疗保障体系，改革医保支付方式，加强行业综合监管，实现卫生计生治理体系和治理能力现代化，建立符合医疗卫生行业特点的薪酬制度，鼓励和优化社会力量办医，推进健康中国建设，助力全民健康，实现全面小康，为中国人民带来更大健康福祉。三是党中央吹响了政府主导公立医院改革的号角。2015 年 4 月 1 日，习近平总书记在中央全面深化改革领导小组会议上明确指出，要坚持公立医院的主体地位，强化政府对公立医院的领导责任。2016 年 1 月 13 日，习近平总书记在全面深化改革领导小组第 20 次会议上再一次明确要求"党委书记作为第一责任人，既要挂帅，又要出征，亲力亲为抓改革"。2016 年 8 月 19 日，在全国卫生与健康大会上，习近平总书记明确要求，各级党委和政府要高度重视医药卫生体制改革，主要负责同志要亲自负责，统一推进三医联动改革，把医药卫生体制改革纳入全面深化改革中同部署、同要求、同考核。同时还强调，要加快把党的十八届三中全会确定的医药卫生体制改革任务落到实处，要努力在基本医疗卫生制度建设上取得新突破。习近平总书记这一系列重要指示，为深化公立医院改革、加强对公立医院改革的领导，提供了坚强有力的政治保障。新一轮医改以来，这是党中央、国务院和党的总书记发出的明确而强烈的医改最强音，要求各级党委、政府主要领导要亲自挂帅抓医改，加强对医改工作的领导，强化政府"四个责任"，转变政府管理理念，把政府的主要精力放在管方向、管政策、管引导、管规划、管监管、管评价上来，发挥好政府在资源配置、城乡及区域间医疗卫生资源平衡、公共产品和公共服务提供等方面的主导作用，为实现两个一百年奋斗目标和中华民族伟大复兴中国梦打下坚实的健康基础。

（原文首发于 2017 年 8 月 9 日求是网）

三明医改为何世人瞩目

2016 年 2 月 23 日，习近平总书记主持召开了中央全面深化改革领导小组第 21 次会议，听取了福建省三明市医改工作情况汇报。党的总书记、中央全面深化改革领导小组听取一个地级市的医改工作情况汇报，这是医改历史上的第一次，也是中华人民共和国成立以来的第一次，这也是继 2015 年 4 月 1 日，中央全面深化改革领导小组第 11 次会议研究医改之后，中央全面深化改革领导小组在 11 个月之内第三次研究医改工作，足见党中央、国务院对医改工作和民生工作前所未有的高度重视。此前，中共中央政治局委员、国务院副总理刘延东，全国人大常委会副委员长陈竺，全国政协副主席韩启德等党和国家领导人，先后到三明考察指导医改；国务院医改办、财政部、国家卫生计生委等有关部委及高端智库专家多次到三明调研，给予充分肯定。世界卫生组织总干事陈冯富珍女士充分肯定中国医改，世界银行行长金庸先生对三明医改给予充分肯定和极大关注，世界银行投入巨资推广三明医改的经验做法；三明医改模式倍受正在召开的全国两会代表委员的关注和热议；近年来，来自全国各地赴三明市的考察者络绎不绝。

三明医改受到如此高层次的关注、高规格的重视、大范围的追捧、多方面的好评，究竟是为什么？

一、全心全意为民，强化四个责任，充分体现宗旨意识

中国共产党始终是人民利益的忠实代表。三明市委始终坚持旗帜在手、宗旨在心、责任在肩、使命在握，一直忠诚践行全心全意为人民服务的宗旨。2012 年以来，三明市委、市政府、市深化医药卫生体制改革领导小组以党的十八大、十

八届二中、三中、四中、五中全会精神为指导，认真学习贯彻习近平总书记系列重要讲话精神，牢固树立全局意识、责任意识，把抓医改作为一项重大政治责任，坚定对医改的决心和信心。三明市按照"四个全面"战略布局和"五大"发展新理念，以《关于深化医药卫生体制改革的意见》（中办发〔2009〕6号）为指导，始终坚持医改公益性的基本方向，始终坚持"保基本、强基层、建机制"的基本原则，始终坚持统筹安排、突出重点、循序渐进的基本路径，始终坚持把基本医疗卫生制度作为公共产品向全民提供的基本理念，围绕建立维护公益性、调动积极性、保障可持续运行新机制，以"三医联动"（医药、医保、医疗）为驱动，以"三个回归"（公立医院回归公益性质、医生回归看病角色、药品回归治病功能）为要求，以"三个依靠"（公立医疗机构硬件投入依靠政府、软件和日常管理依靠医院自身、降低医疗成本和提高运行效率依靠体制机制创新）为抓手，以"四个可以"（百姓可以接受、财政可以承担、基金可以运行、医院可以持续）为目标，突出顶层设计，打出组合套路，建机制、堵浪费、调结构、增效益，市医改领导小组先后出台90多份医改文件，市县整体联动，统筹协同推进，从改革领导管理体制、基金管理、药品采购、分配机制、补偿机制、医院管理、考评机制等方面进行综合改革。

（一）强化领导责任

三明市委、市政府牢固树立全局意识、责任意识，既当改革促进派，又当改革实干家，以钉钉子精神抓好改革落实，扭住公立医院综合改革这个关键，直到抓出成效。为此，三明市委、市政府切实把人民群众基本医疗卫生的责任扛在肩头，把群众装在心中，市委成立了市医改工作协调小组和市医药卫生体制机制改革专项工作小组，市委书记挂帅，定期组织召开市委工作会议研究推进医改工作，从组织上加强对医改工作的领导。

（二）强化保障责任

三明市明确了政府的办医责任，建立科学的财政投入机制，公立医院的基本建设和设备购置、重点学科发展、公共卫生服务等六项投入全部由政府负责。改革前的 2011 年财政投入为 1.4 亿元，改革后的 2012—2015 年，财政投入分别为 1.8 亿元、3.4 亿元、2.6 亿元、4.2 亿元。公立医院的基础设施建设项目全部由财政买单。对 22 家公立医院在 2012 年前的债务进行核实锁定，对同级政府确认的债务纳入政府性债务统一管理，利息由各级财政承担。

（三）强化管理责任

三明市严禁公立医院举债筹资建设。规范公立医院设备采购、专项资金、结余资金的使用管理。医院结余 90% 作为卫生事业发展基金，10% 用于职工福利和奖励基金，并明确各项资金相对应的支出范围和目的。院长在核定工资总额范围内按照规定自主分配。

（四）强化监督责任

政府把医改工作纳入绩效考核，建立了 6 大类 40 项的院长考核评价体系。卫生计生行政部门负责规范医务人员的诊疗行为，加强对医疗质量和医疗安全的监管，定期开展处方点评分析、用药量排名分析等，做到合理检查、合理用药、合理治疗。建立医药、医疗、医保信息公开透明制度和"健康三明"网络服务监管平台，将全市 22 家公立医院的医疗服务、医保基金、药品耗材价格、每所医院和医生个人住院次均费用、门诊次均费用、用药排行等所有信息进行公开。

二、改革体制机制，破除障碍藩篱，扭住医改"牛鼻子"

改革政府领导管理体制机制是公立医院综合改革的先决条件。公立医院改革必须首先明确改谁、谁改、怎么改。只有政府主导改革，才能使分散的力量攥成拳头，才能平衡好各方利益。只有政府解放思想，下决心推进医改，改革才能向纵深推进和发展。说到底，医改首先是"改政府"。

（一）改革领导体制和管理机制

从政府层面来看，涉及公立医院方面的工作往往由两个或更多的政府领导分管，导致政令不一，效率低下。从管理部门来看，存在多头管理现象，卫生部门负责医疗业务管理和新农合，人事部门负责用人、医保、薪酬，编制部门负责职能和编制核定，发改部门负责医疗发展规划和基本建设项目管理，食品药品监管部门负责药品和医疗器械管理，财政部门负责资金和财务管理，物价部门负责医疗服务价格的制定和管理，另外还涉及民政、教育、科技、工会、残联、审计、纪检等多个部门，职责交叉重复，导致没利的事情该管也不管，有利的事情不该管却乱管。

为此，三明市委、市政府在公立医院综合改革中，打破多头管理局面，将涉及医药、医保、医疗等有关政府职能部门，集中调整给熟悉医药流通、医院管理、医疗保障等情况的市委常委、市委宣传部长詹积富一人分管，市委充分授权，全权负责。并在机构设置、人员编制、人员调配、工作经费上给予全力保障，使其在工作中排除干扰，解决了扯皮推诿、争过诿过等问题，形成了改革高效决策和强力推进的工作机制，奠定了"三医联动"的基础。

（二）改革医保体制实行"三保合一"

改革医保管理体制是确保医改顺利推进的关键环节，是深化公立医院综合改革的重要支撑。发挥好医保的杠杆作用和监管作用，才能控制虚高药价，避免医疗资源浪费。为解决城镇居民与农村居民医保政策不统一，市与县、县与县医保政策不统一，重复参保、执行政策力度不一、人员重复配备、资金分散管理等问题，以及城镇职工医保个人缴费全部返还且还增加一定金额划入个人账户，退休后不缴费还继续享有个人账户充值待遇，生病时享受更优惠的医保待遇，不符合基本医疗保障的公平宗旨；另外，不论哪一类医保政策，都采取政策内外的"双轨制"，使政策外医药费用游离于监控之外，为医院创收提供了空间。为此，2013年，三明市在全国率先将城镇职工医保、居民医保、新农合三类医保经办机构整合成市医疗保障基金管理中心，6月1日将城镇居民医保和新农合整合为"城乡居民医保"。市县医疗保障基金管理中心，实行垂直管理，成为"三医联动"的重要抓手和平台，承担药品限价采购与结算、基金管理、医疗行为监管、医疗服务价格调整等职能。城乡居民医保实行市级统筹，实现了参保范围、缴费标准、待遇水平、基金管理、经办服务、信息管理"六统一";职工医保和居民医保实现了用药目录、诊疗目录、服务标准"三统一"。

三、治理药品链条，联合限价采购，理顺医疗服务价格

医药费用过快增长、药品耗材价格虚高、流通环节过多，是医药卫生领域最突出的问题，也是社会各界广泛关注的焦点，更是群众看病费用年年增长的最重要原因。取消药品加成只是万里长征第一步，铲除药品利益链条中的黑洞，拧干其中水分，实行联合限价采购，调整医疗服务价格，才是医改任重道远的征程。

（一）取消药品加成

2013 年，三明市全面取消药品（含中药饮片、耗材）加成，实行所有药品零差率销售，破除以药养医机制，减轻群众负担。医院由此而减少的收入，在不增加患者负担的前提下，通过调整服务价格、政府补助、加强医院内部管理等措施弥补。以 2011 年药品耗材收入为基数，政府每年定补专项基金 1126.5 万元。

（二）实施重点药品监控

2012 年 4 月，三明市对疗效不确切、价格很确切的 129 个品规的辅助性、营养性、高回扣的"神药"，进行重点监控，当月药品支出就减少 1673 万元。将被发现有回扣药品的生产企业和为其配送企业列入"黑名单"，从制度和源头上遏制药企、医药代表向医务人员行贿行为的发生。建立院长负责制的治理医药购销领域商业贿赂制度，加强医院内部管理。

（三）实行联合限价采购

三明市以所有公立医疗机构为一个采购整体，按照"为用而采、去除灰色、价格真实"的总原则和"临床需要、医院上报，杜绝假药、保证质量，遏制回扣、责任连带，诚信供货、配送到位，跟踪监测、动态调整，一品两规、两票制度，公平竞争、市场淘汰，网上公开、群众监督"的操作规则，在保证质量的前提下，实行最低价采购，严格执行"一品两规""两票制"、药品采购院长负责制，从根

本上解决药价虚高的问题。如灯盏花素注射液，由限价采购前的每支 22.3 元降为现在的每支 2.8 元。2015 年，浙江的宁波市、广东的珠海市、内蒙古的乌海市、云南省的玉溪市等地市，在充分了解三明的做法和改革效果后，主动与三明市签订了联合限价采购协议，得到各地接受认可。2015 年 11～12 月，在三明市举办的全国公立医院综合改革培训班上，来自全国的 31 个省（区、市）的医改办、财政、卫生计生等系统的负责同志和 1000 多家公立医院负责人，一致为三明医改模式点赞。

（四）理顺医疗服务价格

三明市通过挤压药品流通领域的水分、规范医务人员医疗行为，药品耗材价格和用量双双下降，医保基金压力明显缓解，医药费用增幅控制在 8% 左右，为医疗服务价格调整腾出空间。按照总量控制、调整结构、有升有降、逐步到位的原则，三明市先后五次调整医疗服务收费标准，通过"腾空间、调结构、保衔接"，力争使公立医院医务性收入占比提高到 70% 以上（2015 年已提高到 65%），药品（耗材）收入占比降至 30% 以下。以三级医院普通门诊诊查费为例，主任医师、副主任医师、主治医师、住院医师的诊查费提高到了 48 元、38 元、28 元、18 元，医保基金统一报销 18 元。

四、完善医保政策，提高保障水平，增强人民获得感

医疗改革成功关键是医保制度的成功改革。推动医保制度改革，使之与医疗改革形成良性互动，为医疗服务改革提供重要经济保障。三明市在成立医疗保障基金管理中心、实现"三保合一"的同时，不断完善医保政策，为医疗改革、实现分级诊疗、让群众更多受益保驾护航。

（一）改革医保支付方式，是控制医疗费用，减轻群众就医负担，医院精细化管理的重要手段

一是实行医保费用增幅控制制度。根据群众就医需求、医疗技术发展水平和

物价变动等因素，要求公立医院医药总收入年增长率控制在 8% 以内，列入政府对公立医院院长的考核评价指标。二是实行单病种付费改革。筛选了 30 个病种，在 22 家公立医院试行单病种付费（中医、西医同价）改革，建立动态调整机制。三是实行次均费用限额付费。根据医院等级、同等级医院开设科室和医疗水平的差异，分别核定各家医院的住院次均费用、门诊次均费用定额标准，纳入公立医院考核评价指标。在剔除如突发重症患者等不可控因素后，低于定额标准的部分按 60% 奖励，奖励部分增加到医院的工资总额；超过定额标准费用的部分医保基金不予支付，并相应扣减工资总额医务性收入。同时，加大对通过分解住院等人为降低次均费用和"挂床"住院等问题的查处力度。四是实行按床日限额付费制度。针对精神科住院患者，住院时间长，费用相对固定，按照医院等级和医疗水平的差异，分别核定各定点医疗机构精神科住院患者床日限额付费标准。根据精神科住院患者的实际床日数支付医保基金，超过限额部分医保基金不予支付。五是实行医保基准价格制度。只有进口原研药品，按进口价作为医保结算价。既有进口原研药又有国产仿制药的，以国产仿制药品作为基准价，目前已公布 16 个药品。同是国产仿制药，不同生产厂家，选取中间价作为基准价。逐步取消治疗性药品的自付比例，目前已有 153 种药品取消个人自付比例。适当提高了 22 种营养性、辅助用药的自付比例。六是实行差别化的报销补偿政策。拉开不同级别定点医疗机构之间的起付线和住院报销比例差距，实行阶梯式差别化报销政策，引导患者在基层就医。七是实行中药全额报销。医保政策向中医倾斜，鼓励患者选择中医治疗方案。目录内的中药（不含中成药）实行全额报销，鼓励患者就诊中医、使用中药。八是建立医保谈判机制。建立医疗保险经办机构与定点医疗机构、药品耗材供应商的谈判机制，充分发挥医疗保险对医疗服务价格和药品耗材费用制衡作用，有效降低药品耗材采购价格。九是建立医院周转金制度。从 2012 年起，从医保基金中预拨一个季度资金给医院作为周转金，以减少参保患者预交金额。目前，居民在二三级公立医院住院预缴金额分别为 500 元、1000 元，而且出院即时结算，有效减轻了患者费用压力。

（二）在支付方式改革同时，三明市不断提高医保保障水平，让群众有更多获得感

一是提高基本保险最高支付限额。从 2012 年起，统一城乡居民报销政策，基本保险最高支付限额提高到 8 万元，大病保险提高到 22 万元，最高可补偿 30 万元，再加上医疗救助，最高可补偿 33 万元，有效缓解了因病致贫、返贫问题。二是实行门诊统筹报销制度。出台医疗保险普通门诊统筹政策，引导患者常见病、多发病在门诊就医，减少过度治疗问题，降低住院率。城镇职工参保人员年度普通门诊费用 1200 元以下由个人自付，1200～3000 元部分由统筹基金按标准支付，一级医院医保支付 40%，二级及以上医院医保支付 30%。城乡居民参保人员在符合条件的村卫生室和一级医院全面开展普通门诊即时结报，单次封顶报销 40 元，个人年封顶报销 120 元。三是实行第三次精准补偿。对当年度医疗总费用超过 10 万元（含 10 万元）的大病患者，在享受基本医疗保险及大病补充保险的同时，基本医保统筹基金当年度收支有结余情况下，对符合基本医保政策范围内的个人负担医疗费用，扣除公务员医疗补助、民政部门及红十字会等救助后，对特困患者按比例实行第三次精准补偿。补偿标准根据基本医保统筹基金当年度收支结余情况和大病患者个人负担不超过 30% 的原则，2015 年第三次精准补偿共计 55 人，补偿金额 55 万元。

五、改革服务体系，实行全员年薪，充分调动积极性

公立医院是医改的主体，医务人员是医改的主力军。只有调动机构和医务人员积极性，让他们主动参与医改，积极推进医改，才能保证改革取得实效。

（一）建立现代医院管理制度

三明市成立了医院管理委员会，进一步厘清政府与医院、行政部门与医疗机构的关系与职责权。建立了适应医疗卫生事业发展的院长选聘机制。淡化二级及以上公立医院院长行政级别，实行院长聘任制、任期目标责任考核制和问责制。

不断深化人事薪酬制度改革，公立医院编制使用审批制全部改为备案制，全员实行年薪制，机构和人员积极性大大提高。

（二）规范医生用药和检查行为

严格控制"大处方"，控制次均门诊费用和次均住院费用。严格控制医师处方权，明确普通门诊一次处方的限量，防止医生为拿回扣而开"大处方""只开贵的，不开对的"。严格控制抗菌药物使用，执行抗菌药物分级管理制度，二级以上医疗机构，每月必须将抗菌药物用药量前10名品规及开具医生在院务公开栏公布。对连续三个月排名在前三名的抗菌药物暂停使用，并约谈责任医生。从2014年起，三明市就确定了53种无须输液治疗的常见病、多发病。严格控制公立医院大型设备检查，二级医院大型设备检查阳性率不低于70%，三级医院不低于75%；二级医院全年大型医疗设备检查费用占医疗总费用控制在3.5%以内，二级医院控制在5.5%以内。

（三）实施分级诊疗制度和双向转诊制度

三明市把全市12个县（市、区）作为一个诊疗区域，明确医保在全市范围内不分县内县外，同级别医院执行同等报销标准，让患者自由就医。鼓励上下级医疗机构精准对口帮扶，定期下派医生到基层医疗卫生机构，开展巡回医疗，不断提高基层的医疗服务能力和质量。

（四）建立院长考核评价体系

建立了一整套包括6大类40项指标的院长考核评价体系，采取定性与定量考核、年度与日常考核相结合。每年由市医改领导小组从服务评价、办医方向、平安建设、医院管理、医院发展等方面对院长进行全面考核，考核结果与院长年薪和医院工资总额核定挂钩，将对院长一人的责任转化为全院职工的共同责任，将对院长一人的考评转化为对全院职工的共同考评，真正调动整个医院和每一名医务人员参与医院改革的积极性，保证医院持续健康发展。

（五）改革工资总额核定办法

自2013年起，三明市实行新的工资总额制度。医院工资总额以不含检查和化验收入的医务性收入（即剔除药品耗材成本、检查化验收入）为基数计算，切断医务人员工资与药品耗材、检查化验等收入的直接联系，有效遏制了大处方、大检查。

（六）建立符合行业特点的薪酬制度

首先，实行院长目标年薪制。院长年薪由财政全额负担，体现院长代表政府对医院履行管理责任，切断院长与医院之间的利益关联。从二级乙等到三级甲等医院院长基本年薪分别是 20 万元、25 万元、30 万元、35 万元。2015 年，拿的最多的达到 40.7 万元，拿的最少的是 19.5 万元。其次，实行医生目标年薪制。参照国际上医生收入一般为社会平均收入的 3 ~ 5 倍的惯例，对在职临床类、技师类和临床药师类医务人员，按照级别和岗位，实行不同等级年薪。住院医师、主治医师、副主任医师、主任医师的封顶年薪分别是 10 万元、15 万元、20 万元、25 万元。绩效年薪考核与岗位工作量、医德医风和社会评议等挂钩。再次，实行全员目标年薪制。2015 年在实行医生年薪制的基础上，实行"全员目标年薪制、年薪计算工分制"，将原来医生收入与科室收入挂钩改变为按工作量（数量和质量）分配，有效遏制医生"开发患者、制造患者"的创收冲动。规范工资总额分配比例，医生、护士和行政后勤团队分别占 50%、40% 和 10%；规范医生、护士和行政后勤人员的最高年薪之间比例；规范年薪发放在医院内公示制度。充分体现了薪酬向医技人员倾斜、向一线人员倾斜、向贡献突出人员倾斜，医务人员积极性大大提高。

从 2014 年开始，三明市乡镇卫生院和社区卫生服务中心，也实行了工资总额制度和全员目标年薪制。

六、人民群众得实惠，医务人员受鼓舞，党和政府树形象

通过四年扎实工作，努力探索实践，三明市公立医院综合改革取得明显成效，实现了当初提出的"百姓可以接受、财政可以承担、基金可以运行、医院可以持

续"多方共赢的改革目标。

（一）就医负担明显减轻，人民群众得实惠

2012 年以来，三明市患者个人自付医药费用，不但没有年年大幅增长，反而在逐年下降。全市 22 家公立医院城镇职工医保住院次均费用，由改革前 2011 年的 6553 元下降到了 2015 年的 5343 元，4 年下降 18.46%；个人次均自付费用由改革前 2011 年的 1818 元下降到了 2015 年的 1615 元，4 年下降 11.17%。城乡居民次均住院费用略有上升，但个人自付部分下降明显。次均住院费用由改革前 2011 年 4082 元提高到 2015 年的 4291 元，4 年提高了 5.12%；个人次均自付费用，由改革前 2011 年的 2194 元下降到 2015 年的 1757 元，4 年下降 19.92%，人民群众实实在在得到实惠。

（二）收入待遇大幅提高，医务人员受鼓舞

2011—2015 年，全市 22 家公立医院工资总额分别是 3.82 亿元、4.69 亿元、6.81 亿元、7.60 亿元、8.95 亿元，四年工资总额提到原来的 2.34 倍，增加了 134.29%。2011—2015 年，22 家公立医院医务人员平均工资，分别是 4.22 万元、5.45 万元、7.23 万元、7.79 万元、8.90 万元，四年人均工资提高到原来的 2.1 培，增加了 110.90%，年均增长 20.51%。主任医师年薪一般都在 20 万元以上，医生工作积极性得到有效调动，职业认同感明显提升。

（三）医院发展可持续，卫生事业得发展

一是财政投入力度加大。财政对公立医院的基本建设和设备购置、重点学科发展、公共卫生服务、支农支边等六项投入全部由财政买单。公立医院债务纳入政府性债务统一管理。二是收入结构明显优化。22 家公立医院医务性收入，由 2011 年改革之前的 6.75 亿元、占总收入的 39%，增加到了 2015 年的 15.30 亿元、占总收入 64.78%，净增加 8.55 亿元，为实行年薪制提供了财力保障。22 家公立医院药品、耗材收入，由 2011 年改革前的 10.15 亿元、占总收入的 61%，下降到了 2015 年的 8.32 亿元、占医药总收入的 35.22%，收入结构更加合理、医务性收入（含金量）大幅提升，药品耗材费用的下降为调整医疗服务价格腾出了空间。

2014 年全市 22 家公立医院结余 1.2 亿元，2015 年结余 7862.2 万元。三是服务能力明显提升。四年多以来，三明市公立医院的人才队伍、学科建设、服务能力得到明显提高，医生增加了 405 人，护理人员增加了 1073 人，高级职称医务人员增加了 220 人；除建宁县外，其他县市均建立了 ICU 病房，人才队伍、学科建设、服务能力得到明显加强。患者外转率由改革前 2011 年城镇职工医保患者外转率的 7.34%，分别下降到了 2012—2015 年的 6.72%、6.83%、7.12%、7.02%。

（四）医药费用大幅下降，医保基金可持续

三明市 22 家公立医院总收入年年大幅增长的势头得到有效遏制。2012 年，22 家公立医院总收入 18.90 亿元，增长 11.86%；2013 年总收入为 20.09 亿元，增长 6.25%；2014 年总收入为 22.29 亿元，增长 10.95%；2015 年总收入为 23.62 亿元，增长 5.97%。2012—2015 年平均增幅 8.73%，比 2006—2011 年福建省 19.4%、全国 17% 左右的年均增速，降低了 10% 左右。2012—2015 年，三明市城镇职工医保在赡养比逐年下降的情况下，分别结余 2209 万元、7517 万元、8637.5 万元和 12996.8 万元。城乡居民医保平稳运行，2015 年结余 8912 万元。医保基金扭亏为盈，连续四年保持适度合理节余。

（原文首发于 2016 年 3 月 11 日新华网）